다이어트 불변의 법칙 2

Fit for Life: Not Fat for Life

다이어트 불변의 법칙 2

왜 야생동물은 비만과 질병이 없는가?

하비 다이아몬드 지음 · 강신원 옮김

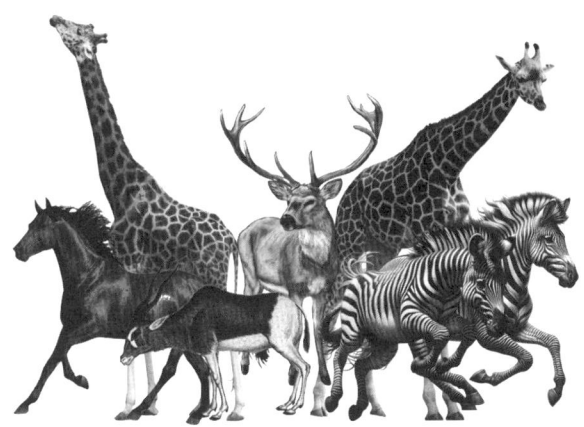

사이몬북스

Fit for Life: Not Fat for Life
Copyright ⓒ 2003 by Harvey Diamond
All rights reserved.
Korean translation rights arranged with Hci and Simonbooks.
이 책의 한국어판 저작권은 Hci와 독점계약한 사이몬북스에 있습니다.
저작권법에 의해 한국 내에서 보호를 받는 저작물이므로 무단 전재와 무단 복제를 금합니다

다이어트 불변의 법칙 2
왜 야생동물은 비만과 질병이 없는가?

초판 1쇄 발행 2025년 6월 15일
지은이　하비 다이아몬드
디자인　책만드는사람
인쇄　더블비
유통　협진출판물류
펴낸곳　사이몬북스
펴낸이　강신원
출판등록 2006년 5월 9일 제2006-000276호
주소　서울시 중랑구 면목로 456 한성빌딩 5층
전화　02-337-6389
팩스　02-6499-7262
이메일　simonbooks@naver.com
등록번호 ISBN 979-11-87330-35-6　13510

* 잘못된 책은 구입한 서점에서 바꾸어 드립니다.
* 값은 뒤표지에 있습니다.

| 추천사 |
이 책에 쏟아진 전 세계 석학들의 찬사

"육류와 가공식품으로 인해 만연한 비만과 질병을 생각해 볼 때,
이 분야 최고의 책이라고 단언할 수 있다."
— 존 맥두걸 John A. Macdougall (의사, 〈어느 채식의사의 고백〉 저자)

"하비 다이아몬드 박사는 나의 스승이자 동지다.
이 책을 읽은 후 그는 또한, 당신의 스승이 될 것이다."
— 더글라스 그라함 Douglas Graham (전 자연위생학회 회장, 〈산 음식 죽은 음식〉 저자)

"줄을 쳐가면서 읽기를 바란다.
이 책은 건강 분야의 고전으로 역사에 남을 것이다."
— 콜드웰 에셀스틴 Caldwell B. Esselstyn (의사, 〈지방이 범인〉 저자)

"당신은 이 책을 다 읽으면 집으로 달려가
냉장고에 있는 가짜 음식을 쓰레기통에 다 버릴 것이다."
— 존 로빈스 John Robbins (베스킨 라빈스 상속자, 〈음식혁명〉 저자)

"수만 명의 사람들이 그로 인해 날씬해졌고 병을 고쳤다.
더 이상 무슨 말이 필요한가?"
— 콜린 캠벨 Colin Campbell (영양학자, 〈무엇을 먹을 것인가〉 저자)

"이 책은 뉴턴의 '만유인력의 법칙'에 비견된다.
지금 죽어가는 서양인들이 이 책이 하라는 대로 먹으면
누구나 살을 빼고 생명을 구할 수 있다."
— 하워드 리먼 Mad cowboy (〈성난 카우보이〉 저자)

| 서문 |

저 또한 47가지 다이어트를
반복했습니다

무너지는 것은 한꺼번에 무너집니다. 우리가 종이 골판지로 탑을 만들면 바람 한 줄에 곧바로 쓰러지지만, 돌(자연석)로 탑을 쌓으면 천년만년 견고합니다. 그러면 왜 우리는 종이로 탑을 쌓으려는 것일까요? 그렇습니다. 빨리빨리 결과를 보려 하는 조급함 때문입니다. 남에게 그 결과를 보여주려 안달하며 외부 시선에 집착하기 때문입니다. 저는 지금 긴급 처방이 아니라 '불변의 법칙'에 대해 말씀드리고자 이 책을 쓰고 있습니다.

당신은 살을 빼기 위해 많은 책을 읽었을 것입니다. 음식의 칼로리를 일일이 계산했을 것이고 식욕 억제제도 복용했을 것입니다. 여러 끼니를 굶어도 봤으며 밋밋한 맛의 분말 가루도 먹어 보았을 것입니다. 살이 빠지자 환호했고 새 옷을 사 입고 행복했지만, 시간이 지나면서 전보다 더 살이 쪄서 절망했을 것입니다. 당신이 세상의 어떤 특정한 다이어트를 했든 결과가 동일하다는 사실을 뒤늦게 깨달았을 것입니다. 그 좌절감을 저도 수없이 겪었기에 저는 당신을 이해할 수 있습니다.

저 또한 47가지의 다이어트를 반복하며 실패를 거듭했습니다. 그리고 어느 날 변하지 않는 자연의 법칙을 이해하고 실천한 후 90kg에서 65kg으로 감량했습니다. 그리고 수십 년 동안 살이 찌지 않고 건강한 몸을 현재까지 유지하고 있습니다. 그 이후 저는 다이어트와 질병 치유의 전문가임을 자처하며 지구를 수십 바퀴 돌며 강연을 해왔습니다. 당연히 저는 누구보다 당신을 잘 이해할 수 있다고 자부합니다.

자연에는 불변의 법칙이 있습니다. 중력의 법칙도 그중 한 가지입니다. 당신이 부자든 가난하든, 남자든 여자든, 백인이든 흑인이든 황인종이든, 중력의 법칙은 인간 모두에게 동등하게 적용됩니다. 당신이 5층 건물에서 뛰어내리면 죽거나 심한 부상을 입게 됩니다. 이와 똑같이 인간의 몸에도 법칙이 있습니다. 이것은 절대 변하지 않습니다.

미국 인구의 거의 2/3가 비만(과체중 포함)입니다. 현재 1억 명이 넘는 사람들이 체중 감량을 위해 매년 수십억 달러를 비용을 지출하며 다이어트를 하고 있습니다. 이것은 지구를 휩쓸고 있는 전염병보다 무서운 질병입니다. 우리는 항상 돈과 명예를 삶의 최우선에 두지만, 사실 당신의 생명만큼 중요한 것은 없습니다. 당신은 밤하늘의 은하수를 볼 수 있는 두 눈 대신 돈을 선택하시겠습니까? 당신은 초록의 숲길을 걷게 해주는 튼튼한 두 다리 대신 명예를 선택하시겠습니까? 당신의 찬란한 생명에 비하면 돈과 명예는 먼지에 불과합니다.

천재 물리학자 리처드 파인만Richard Feynman은 '아무리 어려운 내용이라도 쉽게 설명할 수 있을 때 비로소 아는 것'이라는 명언을 남겼습니다. 제가 모든 것을 안다고 말하지는 않겠습니다. 그러나 저 또한 초등학생도 알 수 있도록 쉽게 쓰는 것을 주특기로 하고 있습니다. 혹자는 '비만과 질병이 그렇게 단순한 것인가요?'라는 질문을 제게 하기도 합니다. 저는 다만, 현란한 그리스어와 라틴어로 된 각종 질병의 이름을 흔들며 독자를 현혹시키는 일은 하지 않겠습니다.

진실은 항상 가까운 곳에 있고 단순한 법입니다. 당신은 이 진실을 깨닫기 위해서 하버드 박사과정을 밟을 필요도 없고 첩첩산중 산속에 들어가 도를 닦을 필요도 없습니다. 그저 자연의 소리에 진정성을 가지고 귀 기울이면 됩니다. 신(자연)이 만들어 놓은 놀라운 자연의 법칙에 따르기만 하면 됩니다.

저는 일본의 '와비사비'侘び寂び, WabiSabi라는 철학을 좋아합니다. 일본의 전통 철학 중 하나로 과잉을 배제하고 소박함을 추구하는 사상입니다. 이 철학은 일본 문화 전반에 걸쳐 깊이 자리 잡고 있는데 특히 다도·도자기·정원·건축 등 여러 분야에 깊이 배어 있습니다. 단순하고 소박함 속에서 아름다움을 발견하는 것을 중요하게 여

깁니다. 무사인 사무라이에게도 과잉은 추하고 혐오스러운 것이었고 낭비는 '감정의 결핍'으로 여겨졌습니다. 욕심이 화를 부르는 법입니다. 이 소박함과 단순함이 자연의 법칙입니다.

'신(자연)이 존재하지 않는 곳은 없다'(There is no place where God is not)라는 말이 있습니다. 땅에 떨어지는 나뭇잎도, 새의 노래나 꽃향기도 자연의 법칙에 따라 움직입니다. 자연은 위대하기 때문에, 인간을 뚱보로 만들지도 않았고 질병으로 고생하게 만들지도 않았습니다. 설사 인간의 욕심으로 질병과 비만으로 고생하고 있다고 할지라도, 그것을 극복할 수단과 능력을 신은 우리의 몸 안에 숨겨 놓았습니다. 당신은 자연의 법칙을 이해하고 실천하기만 하면 됩니다. 종이로 탑을 쌓지 마시고 견고한 대리석으로 탑을 쌓으시길 바랍니다. 변하지 않는 자연의 법칙을 이해하고 실천하는 것, 이것이 이 책의 주제입니다.

차례

추천사 … 5
서문 … 6

1장 | 나는 어떻게 지옥에서 탈출했나?
- 스승을 만나고 인생을 바꾸다 … 14
- 자연위생학의 대가를 만나다 … 17
- 나는 어떻게 세상에 뛰어들었나? … 20
- 가장 잘나가는 때가 가장 위험한 때 … 24
- 나는 어떻게 베트남 고엽제에서 살아났나? … 27

2장 | 당신은 왜 번번이 다이어트에 실패하는가?
- 힘센 코끼리는 왜 탈출하지 못할까? … 34
- 시중의 다이어트 프로그램은 왜 사기인가? … 38
- 시중의 다이어트 기구는 왜 사기인가? … 40
- 시중의 다이어트 약물은 왜 사기인가? … 43
- 시중의 다이어트 산업은 당신의 건강에 관심이 없다 … 47
- 로빈슨 크루소의 깨달음 … 50
- 왜 전문가들의 말은 서로 다를까? … 54

3장 | 신은 인간을 뚱보로 창조하지 않았다
- 산 음식은 몸을 살리고 죽은 음식은 몸을 죽인다 … 58
- 다이어트에는 살아 있는 효소가 핵심이다 … 61
- 가솔린차에 디젤유를 넣으면 차는 망가진다 … 65
- 포텐저의 고양이의 진실 … 71
- 성경에 없는 사해 두루마리의 진실 … 74
- 신은 인간을 뚱보로 창조하지 않았다 … 78

4장 | 산 음식은 어떻게 살을 빼고 병을 고치나?
- 효소가 부족하면 빨리 죽는 이유 … 82
- 진짜 미네랄, 가짜 미네랄 … 86
- 열을 가하면 섭씨 54도에서 생명은 모두 죽는다 … 94
- 핵심은 속도가 아니라 방향이다 … 97
- 우리 몸은 항상 우리 편이다 … 101
- 산 음식과 죽은 음식을 5대 5로 맞추어라 … 105
- 일주일에 하루만 산 음식을 실천하라 … 109
- 다이어트의 핵심은 배출이다 … 113
- 진실은 항상 처음에 조롱을 받는다 … 120
- 7일이면 효과가 나타나는 이유 … 123
- 분명한 결과가 습관을 바꾼 마이클과 바바라 이야기 … 126
- 과일은 공복에 먹어야 효과가 있다고? … 129
- 오전 과일을 실천할 때 명심해야 할 12가지 … 133

5장 당신이 살찌는 이유

- 먹기 위해 사는 동물은 인간이 유일하다 … 142
- 뇌의 연료는 포도당이라는 점을 명심하자 … 146
- 저탄고지와 단백질 다이어트는 왜 위험한가? … 150
- 상업용 주스는 비만의 1등 공신이다 … 154
- 탄수화물이 몸에 해롭다는 엉터리 생각 … 159
- 이것저것 섞어 먹으면 왜 문제가 생기나? … 164
- 인간은 소화에 하루 20~30%의 에너지를 소비한다 … 168

6장 샐러드는 어떻게 살을 빼고 질병을 고치나?

- 오전엔 과일, 오후엔 샐러드 … 172
- 불에 익힌 나물과 생채소를 구별하라 … 176
- 탄수화물과 단백질을 섞어 먹지 말라 … 180
- 샐러드는 식후 디저트로 먹지 말라 … 183
- 베르사이유 궁전의 샐러드 … 185
- 샐러드드레싱은 어떻게 만드나? … 189

7장 우리 몸의 놀라운 청소 시스템

- 독소가 빠지면 살은 저절로 빠진다 … 192
- 우리 몸의 청소부 림프시스템 … 194
- 통증에 감사해야 하는 이유 … 201
- 몸에서 열이 나는 것이 치유의 시작이다 … 204
- 인간은 독소를 자동으로 배출한다 … 207
- 살이 빠지면 영혼이 정화되는 이유 … 210
- 당신이 피곤한 이유(만성피로 증후군) … 212
- 비타민과 미네랄은 모두 식물에서 나온다 … 215
- 식물에는 콜레스테롤이 없다 … 217
- 완전히 배출하면 변비는 없다 … 222
- 평균 수명을 2배로 늘린 윌포드 박사의 생쥐실험 … 226

8장 다이어트할 때 궁금한 질문 10가지

1. 과일과 채소만 먹으면 단백질이 부족하지 않을까요? … 231
2. 유제품을 끊는다면 칼슘은 어디서 보충하나요? … 240
3. 너무 급격하게 산 음식으로 바꾸면 몸이 혼란에 빠지지 않을까요? … 250
4. 과일과 채소와 함께 하루에 8잔의 물을 마셔야 하나요? … 253
5. 칼로리를 계산하는 것이 다이어트에 도움이 될까요? … 257
6. 산 음식 위주의 식사가 고혈압에도 도움이 될까요? … 261
7. 몸에 해롭지 않은 천연 식욕 억제제가 있나요? … 263

- 8. 이런 식습관이 저혈당증에 어떤 영향을 미치는지 궁금합니다   267
- 9. 그러면 외식은 어떻게 하나요?   270
- 10. 간식은 어찌할까요?   274

부록1 | 모노 다이어트 실천법

- 모노 다이어트란 무엇인가?   278
- 모노 다이어트는 몸 청소법이다   280
- 소화 시스템을 자유롭게 풀어 주어라   285
- 모노 다이어트 스케줄   289

부록2 | 질병의 7단계

- 질병의 7단계   296
  - 1단계 | 무기력증無氣力症(피로와 식욕부진)   298
  - 2단계 | 독혈증毒血症(고열)   299
  - 3단계 | 과민증상過敏症狀(설사·가려움증·콧물·불면증)   307
  - 4단계 | 염증炎症(통증)   311
  - 5단계 | 궤양潰瘍(점막 손상, 진물)   315
  - 6단계 | 경화증硬化症(종양)   316
  - 7단계 | 암癌   317

끝내는 말   322
번역자의 말   325

| 1장 |

나는 어떻게
지옥에서 탈출했나?

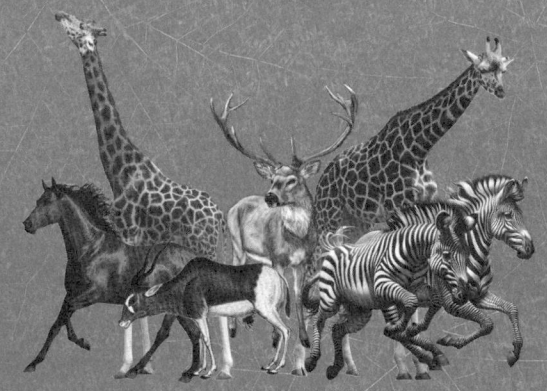

저 역시 3살부터 25살까지 매일 심한 복통을 겪고 있었습니다.
편두통에 시달렸고 에너지가 거의 제로(0) 상태였습니다.
살이 너무 쪄서 47가지 다이어트를 번갈아 가며 실천했지만,
또래보다 25~30kg이 붙어 있었습니다.

스승을 만나고
인생을 바꾸다

저는 20대 후반에 90kg의 뚱보였습니다. 어느 날 자연의 법칙을 깨달아 실천한 후 다시는 살이 찌지 않았습니다. 이제 당신은 이 책을 읽으면서 그 놀라운 자연의 법칙에 관한 이야기를 듣게 될 것입니다. 제 인생이 바닥으로 내려갔을 때 저는 '산 음식과 죽은 음식'이라는 개념을 처음 접했습니다. 그것은 마치 통나무 하나에 의지하고 한 달 동안 망망대해를 떠내려가던 밤, 구조선의 불빛을 볼 때와 같은 느낌이었습니다. 그 당시 50대의 아버지는 수년간 극심한 복통을 호소하시다가 위암으로 돌아가셨습니다. 저 역시 3살부터 25살까지 매일 약을 먹어야 할 정도로 심한 복통을 겪고 있었습니다. 편두통에 시달렸고 에너지가 거의 제로(0) 상태였습니다. 살이 너무 쪄서 47가지 다이어트를 번갈아 가며 실천했지만, 또래보다 25~30kg

이 붙어 있었습니다.

　죽기 전에 여행이나 해야겠다며 고물 중고차에 짐을 싣고 떠났습니다. 한 달쯤 지났었나요? 우연히 스승을 만났습니다. 그 스승은 내가 매일 먹는 것들을 빠짐없이 적어보라고 부탁했습니다. 그는 제가 먹는 음식 중에서 '산 음식과 죽은 음식'을 구분해 보라고 말했습니다. 저도 충격을 받았습니다. 산 음식(과일과 채소)의 비중이 평균 10%도 안 된다는 사실이 밝혀졌기 때문입니다. 저는 과일을 좋아했지만 간식으로 생각했습니다. 가끔 과일을 먹었지만 샐러드는 거의 먹지 않았고, 마요네즈를 듬뿍 얹은 양상추나 치즈버거에 얹은 토마토 한 조각 정도였습니다. 제 식단의 내용을 보던 스승의 표정이 기억납니다. 제가 물었습니다. "왜 그렇게 쳐다보시나요?" 그는 타이르듯 '산 음식과 죽은 음식'의 차이점에 대해 천천히 설명했습니다. 저는 스승의 말에 수긍했고 제 인생은 그 이후 영원히 바뀌었습니다.

　제 머리 위로 커다란 전구가 켜지는 경험을 했습니다. 이 글을 쓰고 있는 지금도 그때의 설렘이 제 몸을 가득 채우고 있습니다. 저는 스승의 가르침에 대해 전혀 의심하거나 불안해하지 않았습니다. 그저 신(자연)께서 제 기도에 응답하셨다고 느꼈을 뿐이었습니다. 그 이후 저는 맹렬히(?) 실천했고, 한 달 후 남들이 예전의 저를 알아볼 수 없을 정도로 변했습니다. 창백했던 제 피부에 빛이 났고 눈빛이 형형하게 빛났습니다. 두통이 멈추었고 평생 저를 괴롭혔던 위장병도 사라졌습니다. 에너지는 '지붕을 뚫고' 올라갔습니다. 당연히 몸속의 지방도 25kg 넘게 사라졌습니다. 저는 완전히 달라졌고 인생에서 처음으로 '내가 살아있다'고 느꼈습니다. 불과 1달 만에 일어난 일이었습니다.

　당신이 이 책을 읽기만 한다고 해서 모두 변할 수 없듯이, 제가 스승의 가르침을 듣기만 해서 제 삶이 마법처럼 바뀐 것은 아닙니다. 너무 절실했기 때문에 맹렬히 실천한 까닭입니다. 저는 아팠고 피곤했으며 비만으로 놀림을 받아 좌절했습니다. 아버지도 저와 똑같은 증상을 보이시다가 50대의 젊은 나이에 돌아가셨습니다. 진실을 깨닫는 것과 실천하는 것은 완전히 다른 문제라는 사실을 저도 잘 알고 있습니다. 이 책을 읽고 있는 당신은 술이나 마약에 중독되어 있을 수도 있습니다. 당신은 그 중독의 손아귀에서 벗어나기를 원할 것입니다. 당신이 머리로 술과 마약을 멀리 해야 한다고 깨달았을 수도 있습니다. 그러나 당신은 중독되어 있어서 그렇게 할 수 없습니다. 내일 죽을 수도 있다는 공포감이 있는데도 일부 사람들은 실천하지 못합니다.

자연위생학의
대가를 만나다

저는 약 4~5년 동안 의학과 건강과 영양에 대해 공부했고 꽤 높은 평판을 얻기 시작했습니다. 저는 제가 다이어트와 자연치유에 관한 모든 것을 아는 사람이라고 생각했습니다. 그러던 중 우연히 80대 신사분을 만나 친구가 되었습니다. 만난 지 30분 정도밖에 되지 않았는데 그분은 제게 이렇게 말했습니다. "자네는 꽤 똑똑하다고 생각하지만, 아무것도 모르고 있다네." 저는 자존심이 상했습니다. 몇 주가 지나서 자존심을 추스르고 다시 그를 만났습니다. 그는 제게 다이어트든 질병 치료든 자연의 법칙을 이해하고 실천하기만 하면 해결하지 못할 것은 없다고 말했습니다. '방법이 아니라 원리'를 깨닫는 것이 우선이라는 말이었습니다.

그의 이름은 브렘머Bremmer였는데 80이 넘은 나이인데도 강인하고 재치 있고 활기찬 사람이었습니다. 브렘머 씨는 캘리포니아 산속에 살면서 직접 농사를 짓고 있었습니다. 저는 브렘머 씨와 어울리는 것을 좋아하게 되었습니다. 그는 항상 자연의 법칙에 대한 작은 지혜의 말들을 내게 해주었는데 아주 쉽고 명쾌했습니다. 동양에서 말하는 현자賢者와 같았는데 아주 겸손한 자세로 따뜻하게 저를 대해주었습니다.

그는 제게 자연위생학自然衛生學, Natural Hygiene에 대해 차근차근 설명해 주었습니다. 자연위생학이란 몸의 내부 청소를 연구하는 학문입니다. 인간의 몸은 언제나 독성이 있는 노폐물을 지속적으로 청소해내는 시스템을 가지고 있는데, 몸의 소리에 귀를 기울여 그 시스템을 활용하기만 하면 질병을 치유하고 날씬한 몸을 갖게 한다는 원리입니다. 어리석은 우리 인간은 몸의 외부 청소에만 집중할 뿐 내부 청소에는 관심을 기울이지 않습니다. 그럼에도 현명한 우리의 몸은, 문제가 생겼을 때 스스로 알아서 정화하고 스스로 치유하며 스스로 건강한 상태를 유지하는 방향으로 나갑니다. 자연위생학이란 자연의 법칙에 따르기만 하면 인간은 살이 찌지도 않고 질병에 걸리지도 않는다는 개념에 근거하고 있습니다. 따라서 우리는 자연의 법칙을 어겼을 때만 비만과 질병이 발생한다는 이론입니다.

우리는 '기적의 치료제'에 대해 대화를 나눈 적이 있습니다. 그는 "인간들은 왜 항상 기적의 치료제만을 찾는 것일까?"라고 묻곤 했습니다. 건강과 다이어트 산업은 천문학적인 수익을 창출하는 산업입니다. 그러나 동시에 헛된 희망과 수많은 실패를 연속적으로 창출하는 산업입니다. 다이어트 산업 뒤에 있는 거대한 창고에는, 알약과 분말 가루와 의료기기가 산더미처럼 쓰레기로 남기고 있습니다. 사기를 당하고 또 당했는데도 통장 잔액을 남김없이 헌납하는 산업이 되고 말았습니다.

나는 어떻게
세상에 뛰어들었나?

 수십 년 동안 저는 TV와 라디오와 신문 등 수천 번이 넘는 인터뷰를 진행했습니다. 상상할 수 있는 질문뿐만 아니라 당신이 상상하지 못할 질문도 받았습니다. 특히 두 가지 질문을 자주 받았는데요. 첫째는 '가장 중요한 식이요법은 무엇인가요?'였고 둘째는 '몸에 가장 좋은 음식과 가장 나쁜 음식은 무엇인가요?'였습니다. 이 질문들은 '적도와 남극 중 어디에서 더 많은 빙하를 찾을 수 있을까요?'와 같이 쉬운 질문이었습니다. 저의 아주 짧은 대답은 '과일'이었습니다. 그러나 소위 하얀 가운의 전문가들이 보여주는 과일에 대한 무지는 놀라울 따름입니다. 지구상에서 과일보다 더 완벽한 음식은 없습니다.

 과일이 비만과 질병 치유에 얼마나 도움이 되는지 처음 알게 되었을 때 저는 바로 과일의 바다에 뛰어들었습니다. 저는 과일을 빈속에 먹어야 하고 가능하면 다른 음식과 섞어 먹지 말라는 멘토의 충고를 온 영혼으로 받아들였습니다. 그는 이 모든 것에 대해 확신과 열정으로 말했습니다. 저는 그의 조언을 따르지 않는다면 반역죄를 저지르는 것 같았습니다. 저는 그에게, 그가 제시한 과일의 원칙에서 조금도 벗어나지 않겠다고 약속했습니다. 저는 그 약속을 지켰고 불과 한 달 만에 새 인생을 찾았습니다.

그 후 10년 동안 저는 그 원칙을 계속 따랐고 자연위생학 연구에 몰두했습니다. 자연위생학이란 우리 몸의 세척 시스템을 연구하는 학문입니다. 그 몸을 세척하는 유일한 음식이 과일이라는 사실을 알려드리기 위해, 10년 동안 비만인과 질병에 걸린 환자들과 1대1 상담을 시작했고 과일과 산 음식의 원리를 전파했습니다. 과일과 산 음식의 원칙을 실천한 사람들은 아주 즉각적으로 부작용 없이 상태가 좋아졌습니다. 저는 계속해서 '토마토가 빨갛게 익으면 의사의 얼굴이 파래진다'(When tomatoes ripen red, the doctor's face turns blue)는 유럽 속담의 진실을 증명해 냈습니다. 제가 무명이었을 때 거들떠보지도 않던 사람들도 제가 점차 유명해지자 하나둘 제 목소리에 귀 기울이기 시작했습니다. 그러나 돈을 추종하는 전문가들은 저를 미친 사람 취급했습니다. 그것은 가장 먼저 진실을 발견해 낸 사람들의 숙명이라는 사실을 저는 잘 알고 있었습니다.

그러던 1980년 중반, 저는 가장 뛰어난 인재를 만나 함께 일하게 되는 큰 행운을 얻었습니다. 앤서니 로빈스Anthony Robbins라는 청년입니다. 그때 그의 나이는 겨우 21살이었습니다. 저는 지금도 나이에 대해 거리낌이 없는 편입니다. 나이가 많다고 무조건 존경심을 품는다거나, 나이가 어리다고 무조건 깔보는 식의 통념은 전혀 가지고 있지 않습니다. 오히려 나이 어린 사람들에게서 더 큰 영감을 얻는 편입니다. 그때는 〈다이어트 불변의 법칙〉이라는 책이 아직 출판되기 전이었는데, 그는 제가 책을 내기 전에 공개 세미나를 열어보자고 주장했습니다. 1대1 상담이야 그리 어렵지 않았지만 많은 사람 앞에서 발표하는 일은 두려웠습니다. 저는 고등학교 시절 수업 중 발표를 해야 할 때 토한 적이 있을 정도여서 그의 아이디어를 즉시 거절했습니다.

그러자 그의 대답이 걸작이었습니다. "잘됐네요. 좋은 소식을 세상에 알리고 연설에 대한 두려움도 극복할 수 있으니 훌륭한 기회네요!" 앤서니의 매우 긍정적이고 '세상에 안 되는 것이 어디 있나?'라는 막무가내식 자신감 앞에서 저도 마침내 뜻을 굽히고 말았습니다. 결과적으로 세미나는 매우 성공적이었습니다. 그 후 1985년 6월에 〈다이어트 불변의 법칙〉이 출간되었고 아주 간단한 실천 방식 때문에 그 효과에 대한 소문이 빠르게 퍼졌습니다. 이 책은 뉴욕타임스 베스트셀러 목록에서 40주 연속 1위를 차지하는 전무후무한 기록을 세웠습니다. 이 기록은 아직도 깨지지 않고 있습니다. 약 1,200만 부 판매를 올렸으며, 거의 30년이 지난 지금까지도 전 세계 70개국, 33

개 언어로 매년 약 10만 부씩 판매되며 기록을 경신하고 있습니다.

과일을 제대로 먹으면 비만과 질병을 치유할 수 있다는 제 믿음을 검증하기 위해 더 이상 제가 목청껏 소리지를 필요가 없게 되었습니다. 1985년부터 지금까지 저는 〈다이어트 불변의 법칙〉에 대한 의견을 남기고 질문하는 사람들로부터 약 60만 건이 넘는 피드백을 받았습니다. 사람들은 계속해서 편지 · 팩스 · 이메일 · 전화, 심지어는 길거리에서도 고맙다는 인사를 전해왔습니다. 가장 자주 언급되는 주제는 단연 과일에 관련된 것이었습니다. 실제로 과일의 긍정적인 효과에 관한 피드백이 다른 모든 주제에 관한 피드백을 모두 합친 것보다 더 많았습니다. '제 신념을 지나치게 강조하는 것은 아닐까'라는 작은 의심마저 사라졌습니다. 전 세계 각 계 각층, 수십만 명에 달하는 사람들이 저와 비슷한 경험을 공유한다는 것은, 어떤 것보다 강력한 설득력이 있었습니다.

가장 잘나가는 때가
가장 위험한 때

뚱뚱한 외모도 싫었지만, 특별히 복통은 제 개인적인 질병 중 가장 고통스러운 일이었습니다. 저는 3살 때부터 25살까지 복통에 시달리며 살았는데, 의사들은 제가 '위가 약하다'는 말만을 반복했습니다. 제가 복통을 호소할 때마다 부모님은 저에게 제산제인 펩토비스몰Peptobismol을 먹게 하셨는데, 제게는 복통만큼이나 끔찍한 일이었습니다. 속이 부글부글 끓었기 때문입니다. 그 좋은 시절 저는 운동도 거의 하지 않았고 데이트도 하지 않았습니다. 에너지가 거의 없었기 때문입니다. 그러니까 무기력한 소년 시절과 청년기를 보낸 셈입니다. 아버지 또한 저와 똑같은 복통을 호소하시다가 50대에 위암으로 돌아가시는 것을 지켜보면서 마음은 더더욱 힘들어졌습니다.

저는 고등학교를 졸업하자마자 일찍 입대하여 미 공군에 복무했습니다. 당시 베트남에서는 전쟁이 한창이었고 운명처럼 저는 그곳에 1년 동안 파견되어 근무하게 되었습니다. 솔직히 고백하건대, 베트남에서 실제로 다른 사람을 쏘고 죽여야 하는 상황이 될까 봐 두려웠습니다. 입대하기 전에는 무기를 손에 쥐어본 적도 없었습니다. 신은 고맙게도 무기를 쓸 일이 없게 해주었습니다. 극한의 상황을 대면했던 제 전우들에 비하면 비교적 평온한 시간을 보냈습니다. 일부는 살아남았고 일부는 그렇지 못했습니다.

1967년 명예롭게 제대해서 집으로 돌아왔습니다. 부상을 입지 않은 채 무사히 집에 돌아왔다는 사실에 뛸 듯 기뻤습니다. 60년대의 미국은 파티가 유행하던 시절이었습니다. 저는 바로 그 파티의 바다에 뛰어들어 3~4년 동안 입에 넣을 수 있는 것이면 무엇이든 뱃속에 털어 넣으며 파티를 즐겼습니다. 물론 그 결과 몸무게가 90kg 이상으로 불어났고 건강은 더 심각하게 늪에 빠졌습니다.

그 후 '산 음식을 먹으면 살고 죽은 음식을 먹으면 죽는다'는 스승과 자연위생학을 소개해 준 현자를 만났을 즈음, 저는 '죽기 아니면 살기'와 같은 독한 마음을 가졌습니다. 불타는 갈퀴로 악마와 결투도 벌였을 것입니다. 그들은 나의 모든 질병과 비만은 죽은 음식 때문이라고 간결하고 빛나는 지혜의 말을 전해주었습니다.

나는 그들의 표정에서 진실을 느꼈으며 그것을 시도하고 직접 확인하고 싶었습니다. 시간이 지나면서 살이 빠지고 건강이 너무나 빠르고 완벽하게 회복되었기 때문에, 자연위생학의 전파자가 되고 싶다는 열망에 사로잡혔습니다. 저는 그 일 이후 30년 넘게 단 한 번의 복통도 없었다는 점을 고백합니다. 고통은 항상 저를 새로운 길로 인내하는 기폭제가 되어주었습니다. 그 복통을 통해서 자연위생학을 알게 되었고, 그 자연위생학 덕분에 저도 살았고 수많은 사람의 목숨도 살릴 수 있었습니다.

〈다이어트 불변의 법칙〉이 세계적인 밀리언셀러가 되고, 연이어 〈나는 질병없이 살기로 했다〉Fit For Life: A New Beginning와 〈자연치유 불변의 법칙〉Fit For Life 2: Living Health 등의 책이 미국 전역에서 베스트셀러가 되자 저는 방송의 출연 요청이 쇄도하면서 스타가 되어 있었습니다. 아쉬울 필요가 없었습니다. 저는 천국을 경험했습니다. 그러나 가장 잘나가는 때가 가장 위험한 때라고 했던가요?

나는 어떻게
베트남 고엽제에서 살아났나?

그런데, 어라? 갑자기 특별한 이유 없이 팔과 다리의 근육이 이상해지기 시작했습니다. 처음에는 오른쪽 다리를 약간 절뚝거렸을 뿐이었는데, 시간이 지나면서 손들도 거의 감각이 없을 정도로 힘이 없어졌습니다. 한두 달 지나면서 다리를 심하게 절었고 가벼운 물건을 손으로 잡거나 들어 올리는 것조차 힘들어졌습니다.

저는 그 후 3년 넘게 미국 전역을 돌며 전문가들을 찾아다녔습니다. 그러나 아무것도 알아낼 수 없었습니다. 누구도 근육이 위축되는 원인이 무엇인지 설명해 내지 못했습니다. 병원을 멀리하라고 소리 높여 외치던 제가, 피검사와 CAT 스캔과 MRI도 받았음을 솔직히 고백합니다. 어떤 의사는 수은이 범인일지도 모른다며 내 치아에서 그것들을 모두 뽑아내기도 했습니다. 전문가들의 대답은 똑같았습니다. "원인을 알 수가 없습니다…."

그러다 우연히 저와 비슷한 증상을 겪고 있는 사람을 만나게 되었습니다. 다른 점이 있다면, 저보다 더 오랫동안 그 같은 증상을 겪었고, 휠체어에 의존할 정도로 병이 많이 진행되어 있었다는 점이었습니다. 그는 제게 그런 증상들이 언제부터 시작되었냐고 물었습니다. 제가 1986년에 시작되었다고 말하자 그는 일말의 망설임도 없이 말했습니다. "그렇다면 당신은 1966년쯤 베트남에 있었겠구먼." 그의 말은 사실이었습니다. 저는 그 해 1년 동안 공군에 복무하면서 베트남에 주둔해 있었습니다. 몹시 놀란 저는 어떻게 그 사실을 알아낼 수 있었는지 물었습니다.

그는 내 증상이 베트남에서 접한 고엽제Agent Orange 때문이라고 단호하게 말했습니다. 고엽제로 인해 말초신경장애Peripheral Neuropathy가 발생한 것이었습니다. 고엽제는 다이옥신Dioxin의 변형입니다. 다이옥신은 인간이 만들어낸 독극물 중 가장 독성이 강한 것입니다. 베트남전쟁에서 미국은 그곳에 있는 나뭇잎들을 모두 죽이고 베트콩이 숨을 만한 곳을 모두 없애려는 의도로 엄청난 고엽제를 베트남 정글에 쏟아부었습니다. 그 결과 그들의 소원대로 베트콩의 말살은 이루어지지 않았지만, 수천수만의 사람들에게 치명적인 피해를 줬습니다.

저에게 엄청난 불행이 들이닥쳤습니다. 제가 베트남에서 무사히 집으로 돌아오지 못했다는 사실이 나중에야 밝혀진 셈입니다. 저는 그곳에 있는 동안 고엽제에 노출되었다는 사실을 몰랐습니다. 다이옥신은 가장 강력한 제초제보다 수천 배 더 강력합니다. 미군 측에서는 살포 당시 고엽제가 인체에 해롭지 않다고 발표했습니다. 그러나 그 말을 믿는 인간들이 어리석었습니다. 고엽제는 체내에 축적된 후 20년이 지나야 그 유해성이 나타나는 무시무시한 놈이었습니다.

그 독극물을 뿌린 미군들도 엄청난 후유증을 겪고 있는데, 선량한 베트남인들이야 어떻게 말로 다 하겠습니까? 베트남 외무부에 따르면, 480만 명의 베트남인들이 고엽제에 노출되어 40만 명의 사망자와 장애인을 만들었고, 50만 명의 아이들이 기형으로 태어났다고 밝혔습니다. 저는 개인적으로 우연은 존재하지 않는다고 믿습니다. 단순한 우연으로 보이는 현상도 추적해 보면 반드시 이유가 존재하는 법입니다.

고엽제 중독으로 인한 치명적인 질병에는 암과 다발성경화증 Multiple Sclerosis과 같은 수십 가지 증상이 나타나는데, 그중 하나가 말초신경장애로 제가 경험한 질병입니다. 척추에서부터 근육과 피부 등의 신경 말단을 연결하는 신경망에 발생하며 근육위축이 대표적인 현상입니다. 팔과 다리에서 시작해서 온몸으로 퍼져갑니다. 악화하기 시작해서 5년이 지나면(노출 후 20년이 지나고부터) 대부분 사망하게 됩니다. 그리고 죽지 않은 사람들은 휠체어에 고정되어 움직일 수 없게 됩니다. 그러나 저는 지금도 누구의 도움 없이도 혼자서 걸어 다니는 최장수 생존자가 되었습니다. 저는 아직도 살아있습니다!

그리고 약간의 팔다리 손상에도 불구하고 저는 매우 건강합니다.

나중에 알게 된 사실이지만 당시 제가 만난 그 사람은 미국 고엽제지원단Agent Orange Support Group의 단장이었습니다. 그는 저와 같은 증상을 호소하는 사람들이 수천수만 명도 더 된다고 말해 주었습니다. 기능장애가 시작되고 5년을 넘긴 사람이 한 명도 없다는 말을 반복했습니다. 그는 아무렇지도 않은 듯이 본인 자신은 '18개월 정도 남은 것 같다'라고 덧붙였습니다. 공포와 분노가 휩싸이면서 저는 그 자리에 서서 아무 말도 할 수 없었습니다. 거의 실신할 지경이었습니다. 마음 깊은 곳에서 끊임없는 아우성이 들려왔습니다. '뭐? 내가 고작 5년밖에 살 수 없다고? 거짓말이야, 그럴 수는 없어'.

저는 그날 이후로 하루하루를 끔찍한 고통과 공포 속에서 보내야만 했습니다. '왜 하필이면 나란 말인가, 신의 뜻일까?'라는 말을 수없이 반복했습니다. 그러나 저는 5년이 지난 후에도 살아남았습니다. 그로부터 20년이 훨씬 지난 오늘까지 어떤 보조장치 없이 쌩쌩하게 두 발로 걸어 다니고 있습니다. 저는 어떻게 고엽제 부작용을 없앨 수 있었던 것일까요? 고엽제 환자들이 대부분 사망한 후에도 저는 어떻게 살아나 지금 이 책을 쓰고 있게 된 것일까요? 바로 몸속의 자연치유 시스템이자 독소 청소 시스템인, 림프시스템을 정화하는 방법을 알고 있었기 때문입니다.

물론 저는 1970년대 자연위생학을 접하면서부터 모노다이어트(산 음식을 계속해서 먹는)를 실천하고 있었습니다. 제가 고엽제에 노출되었다는 사실을 모르고 있었지만 계속해서 모노다이어트를 실천하고 있었으므로 나의 생명을 구할 수 있었던 것입니다. 그때는 살을 빼기 위한 노력이었지만 그것이 고엽제에서 내 생명을 구할 것이라는 생각은 하지 못했습니다. 그 독소와의 싸움을 일찍부터 시작했고, 고엽제 증상이 나타나고부터는 아주 빡세게(?) 실천한 결과로 저는 이렇게 산 증인이 될 수 있었습니다. 제가 지금 당신에게 말하고 있는 이야기는 하늘의 별처럼 명확합니다. 혈관을 타고 들어와 사람을 죽이는 가공할 만한 독극물 고엽제에서 나를 구한 방법이라면, 그렇게 강력하게 검증된 모노다이어트라면 살을 빼고 당신의 질병을 치료하는 도구로서 충분하지 않겠습니까?

깊은 바다 한가운데서 한 사람이 작은 배를 타고 있다고 상상해 봅시다. 물을 헤치고 나갈 노와 같은 도구도 없습니다. 그는 몇 달을 바다와 싸우다가 육지를 그리워하며 죽게 됩니다. 그러나 그가 죽은 후 배 뒤편에서 모터가 발견된다면? 성능이 썩 좋은 신형의 모터와 함께 가솔린 기름이 가득 담긴 드럼통이 발견된다면? 배 안에 모터와 석유통이 있다는 사실만 알았더라면 그는 그토록 무의미하게 죽지는 않았을 것입니다. 내 몸 안의 림프시스템이 바로 그 모터이며 산 음식을 먹는 모노다이어트는 그 모터를 작동시키는 가솔린이라고 저는 강조합니다.

저는 2번씩이나 죽음의 고통에서 부활한 한 사람으로서 긍정적인 인생관을 가지고 있습니다. 저는 부정적인 생각이 저를 지배하는 것을 거부합니다. 이 책을 읽고 계신 당신은 제가 '산 음식을 먹는 행위' 대해 지나치게 열광하는 이유를 알 수 있을 것입니다. 제거되지 않은 독소는 비만과 질병의 주요 원인이라는 것이 저의 주장입니다. 살아있는 음식은 이러한 문제를 일으키지 않도록 당신 몸속의 독소를 계속해서 완전히 배출시킵니다.

지금까지 만들어진 가장 치명적인 독소인 다이옥신을 몸 밖으로 배출할 수 있다면, 자연적으로 발생하는 평범한 독소(음식물 섭취 후 발생하는 독소+세포 쓰레기 등)를 처리하는 것은 그리 큰 문제가 되지 않습니다. 당신은 다이옥신을 처리할 필요가 없습니다. 매일 발생하는 3,000억 개 죽은 세포와 섭취한 음식물의 노폐물만 제거하면 됩니다. 우리 몸은 적절한 연료만 공급된다면 이 작업을 훌륭하게 해낼 수 있습니다. '우리 몸은 항상 우리 편이다'라는 사실을 잊지 마십시오. 신(자연)은 그의 자녀인 인간을 그렇게 허투루 창조하지 않았습니다.

| 2장 |

당신은 왜 번번이
다이어트에 실패하는가?

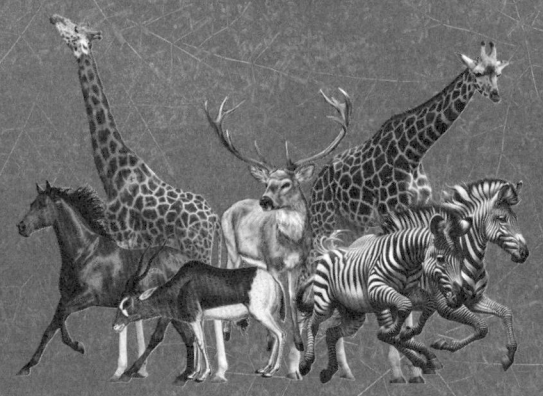

당신은 어떤 병원이나 어떤 건강 단체의 프로그램에
가입한 적이 있을 것입니다. 그리고 살이 빠진 적이 있을 것입니다.
그러나 다시 쪘을 것입니다. 그것이 일시적인 조치였기 때문입니다.
지속 가능하지 않기 때문입니다.

힘센 코끼리는 왜 탈출하지 못할까?

　육상에서 가장 큰 동물은 무엇일까요? 그렇습니다. 코끼리입니다. 특히 아프리카코끼리는 3~4m 높이와 7톤에 가까운 몸무게를 자랑하는 최강자입니다. 사자가 정글의 제왕으로 불리지만 크기와 힘 면에서는 코끼리에 범접할 수 없습니다. 특히 인도의 코끼리는 수 세기 동안 인간에 의해 길들여왔고 무거운 작업을 수행하는데 훈련되었습니다. 훈련은 반드시 어린 나이에 시작됩니다. 아기 코끼리를 거대한 나무에 쇠사슬로 묶어두는 것으로 시작됩니다. 아기 코끼리가 아무리 도망치려 해도 불가능합니다. 결국 아기 코끼리는 탈출하려는 시도를 포기합니다.
　시간이 지나면서 훈련사가 나무의 크기와 쇠사슬의 강도를 줄여줍니다. 아기 코끼리는 작은 나뭇가지에 묶인 허술한 작은 밧줄에서도 탈출을 포기합니다. 시간이 지나 키도 커지고 힘이 세졌는데도 다리에 저항을 느끼는 순간 더 이상 갈 수 없다고 생각하며 멈춥니다. 실제로는 허술한 밧줄에서 쉽게 벗어날 수 있지만, 그렇게 할 힘이 없다고 자포자기하기 때문에 자유를 포기하고 포로로 남아 있습니다.

제가 왜 이런 말을 하고 있는지 짐작하시나요? 코끼리는 자신이 탈출할 수 없다는 좌절감 때문에 자유를 얻지 못합니다. 살을 빼려는 당신도 도저히 날씬한 몸을 가질 수 없다는 좌절함 때문에 성공하지 못합니다. 병원과 의사가 당신의 질병을 치료한다는 그 통념 때문에 성공하지 못합니다. 그 어려운 다이어트와 질병 치료의 해답이 간단하지 않을 것이라는 통념 때문입니다. 코끼리나 당신이나 어리석은 통념 때문에 탈출하지 못한다는 말입니다.

제가 〈다이어트 불변의 법칙〉을 처음 출간했을 때 미국에서 다이어트를 위해 지출된 금액은 약 300억 달러였습니다. 300억 달러는 효과가 있었나요? 지금은 수천억 달러가 소비되고 있습니다. 그렇다면 지금은 효과가 있나요? 이 질문에 대한 대답은 '아니요, 아니요, 아니요!'입니다. 현재 미국인의 2/3가 비만(과체중 포함)입니다. 이 비율은 계속 증가하고 있습니다. '광고와 마케팅은 돈을 벌기 위해 자연의 법칙을 농락하는 과학'이라는 경제학자 스티븐 리콕Stephen Leacock의 명언이 진실로 밝혀졌습니다.

왜 그럴까요? 그 이유를 말씀드리겠습니다. 인간이 자연위생학

(자연의 법칙)을 깨닫고 실천하게 되면 하얀 가운의 전문가들은 말 그대로 파산하기 때문입니다. 영구적인 진실 대신 일시적인 효과에 환호하기 때문입니다. 우리 어리석은 인간과 그 어리석음을 이용해서 돈을 버는 상업 자본가들 때문입니다.

현금절취술^{Cashectomy}이라는 말이 있습니다. 현금^{Cash}을 절취^{Ectomy}한다는 뜻입니다. 제가 만든 말입니다. 뇌수술과 같은 정밀함으로 당신의 현금을 아주 조심조심 매일매일 조금씩 가져가고 있는데도 당신은 눈치채지 못합니다. 지구상에 이것을 눈치채는 사람이 극소수이기 때문에, 당신도 그저 정상적이고 자연스러운 상거래의 과정으로 여길 뿐입니다. 살을 빼주고 질병을 치료할 수 있다고 당신을 설득하며 약물과 수술을 권합니다. 그러나 당신은 전보다 더 살이 찌고 병은 깊어집니다.

그들은 현금 탐지 분야의 전문가들입니다. 그들은 밤낮으로 새롭고 혁신적인 방법을 찾아내어 당신의 지갑과 통장 잔고를 분석합니다. 그런 다음 당신의 동의를 얻어냅니다. 어리석은 당신은 자신이 전혀 알지 못하는 약물을 신성한 몸에 투입하도록 허락합니다. 그러나 그들은 그 결과의 엄청난 부작용에 대해서는 책임을 지지 않습니다. 심지어 사망하는 경우도 있는데 말입니다. 집에 도둑을 초대한 당신이 책임져야 할까요? 물건을 훔쳐 간 도둑이 책임져야 할까요? 이 전문적인 도둑들은 3가지 방법으로 당신을 설득(유혹)하게 됩니다. 다이어트 프로그램, 기구, 약물이 그것들입니다.

웨이터 신드롬Waiter Syndrome이라는 말이 있습니다. 낮에는 사치와 향락에 둘러싸여 지내다가, 저녁이면 수도꼭지에서 물이 뚝뚝 떨어지는 허름한 아파트에 앉아 있어야 하는 현실을 소화하지 못하는 웨이터들이 전형적으로 걸리는 사치 바이러스를 말합니다. 낮에 본 자수성가한 부자들은 대부분 결핍을 견뎌온 사람들입니다. 하루아침에 하늘에서 떨어진 복권을 주워서 부자가 되지 않았다는 말입니다. 사기꾼들은 단번에 돈을 벌 수 있다고 당신을 유혹합니다. 당신이 그 유혹에 걸리는 순간 평생 웨이터 신드롬과 싸워야 한다고 저는 주장합니다.

시중의 다이어트 프로그램은 왜 사기인가?

저의 첫 번째 책 〈다이어트 불변의 법칙〉의 첫 장의 제목은 '지금 당장 다이어트를 멈춰라'였습니다. 거의 20년이 지난 지금, 저는 다시 이 말을 다시 하고 있습니다. 이 세상에 그 어떤 상업적인 다이어트도 효과가 없습니다. 당신은 어떤 병원이나 어떤 건강 단체의 프로그램에 가입한 적이 있을 것입니다. 그리고 살이 빠진 적이 있을 것입니다. 그러나 다시 쪘을 것입니다. 그것이 일시적인 조치였기 때문입니다. 지속 가능하지 않기 때문입니다.

당신은 일시적으로 하루만 사랑에 빠지고 싶으신가요? 당신은 일시적으로 1주 동안만 부자가 되고 싶으신가요? 당신은 일시적으로 1달만 건강해지고 싶으신가요? 절대 아닐 것입니다. 그렇다면 왜 일시적 효과만 볼 수 있는 다이어트에 시간과 노력을 허비하시나요?

살을 빼고 다시 살을 찌우고 그 사이클을 반복하는 것이 흥미 있나요? 식사량을 측정하고, 칼로리를 계산하고, 박탈감을 느끼고, 먹는 경험에서 즐거움을 빼앗는 것을 좋아하시나요? 물론 아닐 것입니다. 당신은 평생에 걸쳐 사랑을 하고 부자가 되고 날씬한 몸으로 살기 원하실 것입니다.

시중의 다이어트 기구는
왜 사기인가?

 이 세상에 당신의 고민을 해결해 주는 물건은 100% 없습니다. 그것은 사기입니다. 마술도 일종의 눈속임, 즉 공인된 사기입니다. 물론 저는 인간이란 동물이 아주 쉽게 문제해결을 원한다는 사실을 잘 알고 있습니다. 그러나 자연의 법칙에 그런 것은 결단코 없습니다. 거짓말처럼 몸에서 살을 빼주는 기구는 없습니다. 초음파 다이어트 팔찌가 유행했다가 사라졌습니다. 한때 복근 운동기구도 있었습니다. 전극을 몸에 붙이고 앉아서 TV를 보기만 하면 기계가 마술처럼 빨래판 배를 만들어 준다고 광고했었는데요. 소비자 단체에서 들고 일어나 부작용을 신고(아주 오랜 시간이 지난 후에)하고 정부 또한 이 사기극을 중단(또다시 아주 오랜 시간이 지난 후에)시켰습니다. 그러나 수억 달러의 돈을 벌고 난 후에야 신용카드 회사(12개월 할부로 알

뜰하게 인도하는)까지 춤을 추며 서로 하이 파이브High Five를 했을 것입니다.

경제학에서 '한계효용체감의법칙'이라는 것이 있습니다. 배가 고픈 사람이 음식을 섭취하면 배가 불러와 처음 느꼈던 만족감을 계속해서 느끼지 못하게 됩니다. 소비량은 늘지만 그로 인한 만족감은 점차 줄어드는 것을 말합니다. 이처럼 소비자가 하나를 더 소비할 때 느끼는 만족감인 한계효용은 소비량이 늘수록 작아지는데, 이를 '한계효용체감의 법칙'이라고 합니다. 흥청거리며 호사스럽게 사는 사람도 머지않아 근사한 물건 앞에서도 더 이상 만족감을 느낄 수 없게 된다는 뜻입니다. 아랍의 왕족처럼 화장실에 피카소 그림을 걸거나 골프를 치기 위해 자가용 비행기를 불러들여도 삶의 질은 개선되지 않습니다. 과다한 만족 후에는 심신이 침체하기 때문입니다. 일시적인 만족을 포기할 때 진정한 만족감이 고조됩니다. 값비싼 안마의자를 산 후 불과 몇 달 만에 빨래걸이로 전락하는 경험을 당신도 해보셨을 것입니다.

너도나도 욕심을 부리며 손을 뻗치는 곳에서 눈을 돌리는 능력이 필요합니다. 다른 사람들의 생활양식을 자신의 척도로 삼지 않는 자주성이 필요합니다. 우리가 각종 마케팅 전략에 넘어가지만 않으면 지나친 획일화를 분쇄하는 기회일 수 있습니다. 고대 그리스에서는 공적인 생활에 참여하지 않는 사람을 '바보Idiot'라고 불렀습니다. 전 세계가 네트워크로 연결된 오늘날에는, 네트워크에서 벗어날 수 없는 사람이 바보라고 저는 주장합니다.

　변덕이 심하고 사물에 더 많이 의존하는 사람이 더 가난한 법입니다. 그런 사람이 더 살이 찌고 질병에 취약한 법입니다. 살을 빼고 병을 고치기 위해 어떤 물건이 반드시 '필요하다'는 고백은 이미 항복이나 다름없습니다. 우리를 맹렬하게 덮치는 저속한 대중문화와의 싸움에서 승리하는 방법이 있습니다. 결코 포기할 수 없다고 믿었던 것, 바로 그것을 버리고 자연의 법칙으로 돌아가는 것입니다.

시중의 다이어트 약물은
왜 사기인가?

　약물은 이 세상 다이어트 중 가장 잔인한 방법입니다. 다이어트 프로그램이나 도구를 사용하는 것은 어느 정도 당신의 노력이 필요합니다. 그런데 병원과 제약회사는 '당신은 아무런 노력도 하지 않고 살을 뺄 수 있다'라고 유혹합니다. 그러나 모든 약물은 반드시 부작용을 동반합니다. 약물은 사람을 정신적으로 황폐하게 하며 사람을 죽일 수도 있습니다. 당신은 질병으로 인한 사망자보다 약물로 인한 사망자가 더 많다는 사실을 아셔야 합니다.

　의사가 파업해서 병원이 문을 닫으면 사망자가 급격히 줄어든다는 통계 자료는 수도 없이 많습니다. 1967년 콜롬비아 수도 보고타에서 의사들이 52일간 파업을 했는데 평소보다 사망률이 35%나 급격히 줄었습니다. 같은 해 미국 캘리포니아에서도 의사들이 파업했더니 사망률이 18%나 감소했습니다. 1973년 이스라엘에서 의사들이 1개월 동안 파업했더니 파업 기간 중 사망률은 50%나 감소하였습니다.

기적의 체중 감량제라는 깃발을 흔들며 세상에 나온 거의 모든 약물은 지금 거의 사라졌습니다. 수없이 많은 약물이 다이어트 산업에 쏟아져 나왔지만 1990년대에 등장한 펜펜Fen-Phen 만큼 급속한 흥망성쇠를 겪은 약도 없을 것입니다. 원래 식욕억제제인 펜플루라민Fenfluramine과 각성제의 일종인 펜터민Phentermine은 각각 개별적인 약으로 출시되었습니다. 모두 단기 다이어트 보조제로 출시되었는데 효과는 크게 없는 것으로 드러났습니다. 마이클 웨인트라웁Michael Weintraub 박사가 이 두 제품을 결합하여 펜펜이라는 제품을 만들어 냈습니다. 그리고 4년 동안 121명의 환자를 데리고 단일 연구를 진행했습니다. 수많은 환자가 어떤 부작용도 없이 평균 10~15kg을 감량했습니다. 그러나 웨인트라웁 박사의 연구는 환자들의 심장은 모니터하지 않았습니다.

이 기적의 약물은 1992년에 처음 시장에 출시되었습니다. 펜펜이 유행하자 빠르게 돈을 벌 방법을 모색하던 의사들이 제약회사를 차려 공장을 돌렸고, 약 6백만 명의 미국인들이 이 약을 사용하게 되었습니다. 그런데 이후 치명적인 부작용 사례에 대한 보고가 쏟아지기 시작했습니다. 세계 최고 수준의 병원 메이오 클리닉Mayo Clinic은 펜펜을 복용한 24명의 여성이 심각한 심장판막 이상을 호소했다고 발표했습니다. 수천수만 건의 사례가 보고되었고 1997년 9월 미식품 의약청FDA은 공식적으로 펜펜을 회수할 것을 명령했습니다. 1999년 제약사는 피해자들에게 37억 5천만 달러를 지불하기로 합의했습니다. 펜펜이 시장에서 철수한 뒤에도 5만 건 이상의 소송이 제기되었고 환자들은 아직도 피해보상 청구가 가능합니다.

그러나 이런 약들은, 인공감미료 사카린Saccharin이 아스파탐Aspartame으로 대치된 것과 똑같은 과정으로, 사람을 죽인다는 사실이 밝혀지기 전까지 수백억 달러를 벌어들이고 다음 약으로 대체됩니다. 미국법에 따라 의약품 광고는 가장 흔한 부작용부터 나열하게 되어 있습니다. 치명적인 부작용은 언급할 필요가 없다는 말입니다. '가장 흔한 부작용은 두통·메스꺼움·복통입니다'라는 말은 하게 되어 있습니다. 그러나 '협심증·간부전·사망을 초래할 수 있다'는 말을 당신은 광고에서 듣지 못할 것입니다. 사망을 초래할 수 있다는 말을 듣고 그 약을 먹는 사람은 아무도 없을 것이기 때문입니다.

당신은 매년 2백만 명의 미국인이 처방 약으로 인해 심한 질병에 걸리고 수십만 명이 사망한다는 사실을 알고 계시나요? 이 보고서에 기록된 사망의 원인은 '올바르게 처방된 약물의 독성 반응'에 의한 것이라고 분명히 명시되어 있습니다. 약물의 과다 복용이나 다른 약물의 부적절한 혼합이 아닙니다. 그러니까 의사가 처방한 약을 정확한 시간에 정확한 방법으로 정확한 용량으로 복용한 결과라는 말입니다. 다시 말해, 의사가 시키는 대로 약을 먹었는데도, 매년 유방암·전립선암·에이즈 사망자 수를 합친 것보다 더 많은 사람이 사망하고 있다는 말입니다. 매스컴은 이러한 사망의 원인을 약물부작용이라는 부드러운 용어로 표현합니다.

시중의 다이어트 산업은
당신의 건강에 관심이 없다

라스베가스의 카지노 회사들은 왜 노름에서 이기는 방법을 가르치지 않을까요? 그 방법을 알면 카지노 회사들이 모두 파산하기 때문입니다. 이것은 다이어트 산업(병원과 제약회사와 건강 식품회사 등)이 당신의 건강과 다이어트에 특별히 관심이 없는 것과 같은 이유입니다. 제가 앞에서 3가지 사기술에 대해 말씀드렸습니다만, 당신은 다이어트 프로그램이나 값비싼 도구나 최신의 의약품으로 완전히 (최소 5년~10년) 살을 빼신 적이 있으신가요? 도박으로 돈을 잃는 것은 어쩌면 사소한 문제입니다. 도박으로 돈을 잃는 것과 목숨을 잃는 것은 엄청난 차이가 나기 때문입니다.

당신은 오늘 하루를 보냈습니다. 아이들과 놀고 공원을 산책하고, 책을 읽고 운동을 하고 친구들과 즐거운 식사를 했을 것입니다.

이와 같은 일들은 매일 할 수 있는 일입니다. 1년도 5년도 10년도 할 수 있는 일입니다. 그것들은 즐거운 일이기 때문입니다. 즐겁지는 않더라도 최소한 책임감이나 의무감에서 하는 행위는 아닐 것입니다. 즐겁거나 최소한 고통을 느끼지 말아야 지속 가능합니다. 인생은 80년 넘는 긴 여행이기 때문입니다.

오늘날 미국에서는 매일 800명 이상 비만이 원인이 되어 사망합니다. 어제와 그저께에도 800명 이상이 사망했고, 내일과 모레에도 800명 이상이 사망할 것입니다. 1년에 30만 명이 사망합니다. 이러한 사망의 대부분은 심혈관계 질환으로 인한 것입니다. 당신의 심장은 과중한 체중을 감당할 수 없습니다. 비만인의 경우 정상 체중인 사람에 비해 모든 원인으로 인한 사망 위험이 50~100% 증가합니다.

세계 최고 권위의 뉴잉글랜드 의학저널The New England Journal of Medicine의 연구에 따르면 체중 감량을 통해 연간 9만 명 이상 암으로 인한 사망을 예방할 수 있는 것으로 나타났습니다. 그러나 성인의 질병보다 더 심각한 변화가 있었으니 바로 어린이 비만입니다. 현재 전 세계 5세 미만 어린이 중 2,200만 명이 비만으로 추정됩니다. 미국의 비만 아동의 유병률은 국가적 수치입니다. 2000년대 비만 아동의 수는 1960년대에 비해 2배, 1970년대에 비해 3배 가까이 증가했습니다.

지금까지 시도된 모든 것들이 실패했다는 증거가 얼마나 더 필요할까요? 각종 다이어트가 난무하고 의학이 나날이 발전하는데도 상황은 점점 더 악화하고 있습니다. 완전히 새롭고 다른 접근 방식이 필요합니다. 이제는 특별한 방법이 아니라, 이성과 상식에 기반한 영구적인 자연의 법칙에 대한 깨달음을 가져야 할 때입니다. 단순히 여름에 수영복을 입기 위해 몇kg 감량하는 것에만 관심을 가진다면 방법이 없습니다. 자연의 법칙에 반대되는 무분별한 다이어트를 멈추어야 합니다. 더 이상 '72시간 다이어트'나 '4주 기적의 치료법'은 없습니다. 원인을 무시한 채 증상만 공격하는 지방흡입술은 의미가 없습니다. 생명을 위험에 빠뜨리는 독성 약물을 신성한 인간의 몸에 투입하는 일은 멈추어야 합니다. 이것들은 모두 효과가 없다는 것이 입증되었기 때문입니다.

로빈슨 크루소의
깨달음

당신이 매스컴의 유혹에 의식적으로 저항하면 삶의 질을 지속적으로 향상할 수 있습니다. 끊임없이 새로운 유행을 쫓아다니는(휩쓸리는) 사람은 많은 돈을 낭비해 가며 아주 획일적인 삶을 살게 됩니다. 인간은 포기할 줄 알아야만 만족감을 극대화할 수 있습니다. 상업 자본가들은 절박한 신체적인 욕구 이상의 것을 원하도록 계속 압박합니다. 그와 반대로 흐름에 휩쓸리지 않는 용기를 가진 사람은 돈을 절약하고 자주적이고 날씬한 삶을 영위할 수 있습니다. 당신이 자연의 법칙을 깨달으면 독자적인 삶을 영위하게 되는데, 아무것도 모르고 그저 이리저리 발버둥 치는 사람과 확연히 구별될 것입니다.

광고의 메커니즘을 이해하는 데 특히 적합한 책이 한 권 있습니다. 프레데릭 베그베데 Frédéric Beigbede의 〈99프랑〉 99 francs이라는 소설이 그것입니다. 베그베테는 10년 동안 광고회사에서 카피라이터로 일한 경험이 있습니다. 그는 이 책의 주인공을 통해서 다음과 같이 말합니다.

> "당신이 최근에 내가 선전한 환상적인 자동차를 살 수 있을 만큼 충분히 돈을 모으면, 이미 다른 새 자동차 선전 광고가 나온 지 오래지요. 나는 당신보다 세 걸음 앞서 있으며, 당신을 확실하게 실망시킬 자신이 있습니다. 나는 신상품으로 당신을 유혹하지만, 그 신상품은 새로운 것으로 오래 머무르지 않는 장점을 가지고 있지요. 내 임무는 당신의 입에 군침이 고이게 하는 것입니다. 내가 일하는 곳에서는 아무도 당신이 행복해지길 원하지 않아요. 행복한 인간은 소비하지 않기 때문이지요."

행복한 인간은 소비하지 않습니다. 그러나 어리석은 우리는 끊임없이 새로운 것을 추구합니다. 새로운 다이어트 비법과 새로운 알약과 첨단의 수술법에 귀를 쫑긋합니다. 그러나 진실은 아주 가까운 곳에 있는 법입니다.

로빈슨 크루소 Robinson Crusoe가 무인도 해변에 표류한 후 살아날 수 있었던 것은 무엇이었을까요? 그가 무인도에 기착한 영국의 반란선을 진압해 선장을 구출하고, 28년 만에 자신의 고국인 영국으로 돌아올 수 있었던 것은 무엇이었을까요? 일반적인 관점에서는 '구조선이 오지 못하니 이제 나도 죽는구나'라며 공포에 휩싸였을 것입니다.

그 공포심이 그를 조기 사망(?)에 이르게 했을 것입니다. 그러나 크루소는 그렇게 하지 않았습니다.

크루소는 침몰한 배에서 찾아낸 연필과 종이를 들고 두 개의 목록을 만듭니다. 한 곳에는 현재 상황의 불리한 점을, 다른 곳에는 유리한 점을 적습니다. 불리한 점, 나는 무인도에 있으며 구조받을 희망이 보이지 않는다. 좋은 점, 나는 아직 살아 있으며 다른 동료들처럼 물에 빠져 죽지 않았다. 불리한 점, 몸을 가릴 만한 옷이 없다. 좋은 점, 옷이 있다고 해도 거의 걸치기 어려운 더운 지방에 있다. 로빈슨 크루소는 이런 식으로 계속 적어나갑니다. 그런 다음 달리 어쩔 도리가 없는 부정적인 면들을 기억에서 지우고 긍정적인 문제에 집중하면서, 놀랍게도 이런 결론을 이끌어냅니다.

"그때부터 나는 내 쓸쓸한 처지에서 이 세상 어떤 상태에서보다 더 행복함을 느낄 수 있다고 결론을 내렸다."

당신은 지금 감옥에 갇혀 있지도 않고 두 발이 있어 멀쩡하게 걸을 수 있습니다. 눈이 있어 산과 들을 볼 수 있고, 입이 있어 맛있는 음식을 먹을 수 있습니다. 누구보다 행복한 상태입니다.

그리스어에 에포케Epoche라는 단어가 있습니다. '판단 중지'라는 뜻입니다. 건강과 관련된 시중의 각종 헛된 지식과 소문을 괄호 안으로 넣은 다음, 판단을 중지하는 실험을 해보시길 권유합니다. 혼란스러운 이론과 행동을 괄호 안에 넣어 멈추게 함으로써 순수한 체험과 순수한 의식을 획득하는 방법을 에포케라 부르기도 합니다. 여기에는 어느 정도 적극적인 사유의 힘이 있어야 합니다.

하얀 가운의 전문가들과 매스컴의 상업적인 유혹에 대한 판단을 보류하고, 괄호 안으로 그것들을 집어넣은 다음 객관적으로 다시 재조명해 보시길 바랍니다. 재조명하는 원칙은 바로 자연의 법칙임은 당연합니다. 내 몸에서 벌어지는 현상에 대해 아무런 비판적 사고를 하지 못하고 자동화 시스템에 실려 살아가는 어리석은 인간이 되지 마시고, 로빈슨 크루소의 깨달음을 얻는 것이 해답의 시작입니다.

왜 전문가들의 말은
서로 다를까?

　왜 사람들은 진실이나 자연의 법칙을 찾기 전에 잘못된 방법을 시도할까요? 바로 '즉각적인 효과' 때문입니다. 이 분야의 소위 전문가라고 불리는 사람들이 끊임없이 최신 이론을 제시하며 즉각적인 효과가 있다고 말합니다. 그런데 이 전문가는 이렇게 말하고 저 전문가는 저렇게 말합니다. 그것이 정답이라고 확성기를 들고 외칩니다. 그래서 당신은 이 전문가의 말을 듣고 그의 말에 따랐지만 실패했고, 저 전문가의 말을 듣고 그의 말에 따랐지만 실패했습니다. 그 학력이 높은 전문가의 말에 테니스공처럼 이리저리 튕겨 다니다가 오늘날 최종 비만(?)의 결과를 도출했을 뿐입니다.

　저는 오랫동안 이상주의자로 분류됐습니다. 저는 그 수식어를 훈장처럼 여기고 있습니다. 그러나 저는 다이어트 분야에서만큼은 현실주의자이기도 합니다. 내 안의 이상주의자는, 저의 메시지를 듣고 실천에 옮기면 5kg이든 10kg이든 살이 빠지고 건강이 회복될 것이라고 자신합니다. 그러나 내 안의 현실주의자는, 사람들을 설득하는 데 실패할 것이라고 말합니다. 내가 그들을 설득했다고 하더라도 그들은 실천하지 못할 것이라고 말합니다. 좀 더 구체적이고 다정하게 설명해야 한다고 채찍질합니다.

세상은 원래 그런 법입니다. 제가 차근차근 도와드리겠습니다. 지금 이 책을 읽고 계신 당신이 지금도, 빠르고 일시적인 식이요법을 찾고자 한다면 지금 이 책을 접으셔도 좋습니다. 또한 하늘에서 뚝 떨어진 획기적인 알약을 기대하신다면 지금 이 책을 접으셔도 좋습니다. 그러나 처음에 5kg 빠졌다가 10kg이 도로 쪘듯이, 다이어트의 회전목마를 타는 데 지치신 분이라면 이 책을 끝까지 읽으셔도 좋습니다. 즐거운 마음으로 실천할 수 있고 평생 지속 가능한 음식 습관을 배우고 싶다면 이 책을 끝까지 읽으셔도 좋습니다. 저는 어린아이도 알아들을 수 있는 쉬운 용어로 지금부터 당신을 설득해보겠습니다.

전직 뚱보였던 저는 무려 47가지의 다이어트를 시도했던 경험이 있습니다. 저는 당신만큼(오히려 당신보다 더 많은) 각양각색의 다이어트를 시도했으며 수없는 좌절감으로 젊은 시절을 보냈습니다. 저는 당신의 마음을 누구보다 더 잘 이해하고 있다고 자부합니다. 영어 속담에 '한 우물을 파라'(He who grasps too many hares will catch none)는 말이 있습니다. 그러나 저는 '한 우물을 계속 파지 말고, 처음부터 우물을 잘 골라야 한다'라고 말하고 싶습니다. 저는 47가지 우물을 파느라 젊은 시절을 보냈지만, 그것은 모두 '장사꾼들의 우물'이라는 한 가지 우물들이었습니다. 저는 당신에게 '자연의 우물' 또는 '진실의 우물'을 파야 한다고 주장합니다. 컨베이어 벨트라는 자동화 시스템(상업자본주의)에 올라타면, 진실한 자연의 우물이 잘 보이지 않는 법입니다. 컨베이어 벨트 밖으로 나가서 세상을 똑바로 직시해야만 해결책을 찾을 수 있습니다.

그들은 이 알약 한 알이 특급처방이라고 말합니다. 약에 중독되어 삐쩍 말랐다가 몇 달 만에 이전보다 5kg 이상 살이 찌는 요요를 반복합니다. 그들은 위절제술이 마지막 해결책이라고 말합니다. 수술 부작용으로 사망하기도 합니다. 10kg 넘게 빠졌다고 좋아하다가 위가 다시 늘어나 이전보다 20kg 더 늘어나는 뻔한 일들을 위해 자진해서 돈을 헌납합니다.

그들은 또한 '3가지 방법' 또는 '6가지 순서'만 따라 하면 성공할 수 있다고 말합니다. 자, 그렇다면 제가 몇 가지 단계를 따라 해야 한다고 말할지 짐작해 보십시오. 하나입니다. 당신이 이해해야 할 개념은 단 하나뿐입니다. 단 하나의 행동만 취하면 과체중 문제는 다시 반복되지 않을 것입니다. 제가 당신의 호기심을 자극했나요? 그러면 바로 본론으로 들어가 보겠습니다. 태양 아래 새로운 것은 없습니다. 다만 당신이 깨닫지 못하는 것들이 있을 뿐입니다.

| 3장 |

신은 인간을 뚱보로
창조하지 않았다

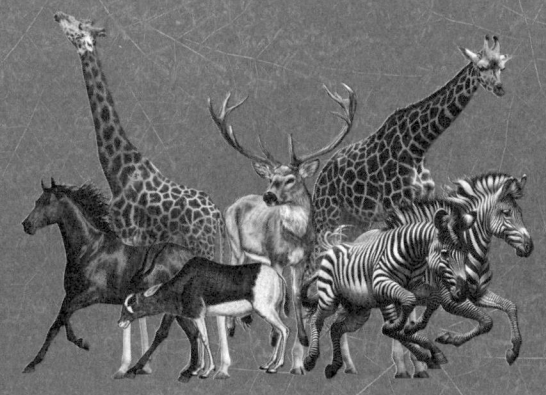

가솔린차에는 가솔린을 넣어야 하고 디젤차에는 디젤유를 넣어야 합니다.
우리 몸은 죽은 음식으로는 제대로 기능할 수 없습니다.
자동차에 가솔린이나 디젤유를 넣어야 하듯이 우리 몸에도
살아있는 음식을 넣어야 합니다. 이것이 이해하기 어려운 원리일까요?

산 음식은 몸을 살리고
죽은 음식은 몸을 죽인다

생명의 3대 요소는 공기와 물과 음식입니다. 이 3가지가 없으면 인간은 바로 죽습니다. 공기가 없으면 생명은 약 6분 안에 끝납니다. 물이 없으면 대부분은 7~10일 만에 사망합니다. 음식이 없으면 약 6~8주 후에 사망합니다. 당신은 '당신은 당신이 먹는 것으로 만들어진다'You Are What You Eat라는 옛말을 들어본 적이 있을 것입니다. 이보다 더 진실한 말은 없습니다.

살아있는 인간의 몸은 살아있는 세포로 구성됩니다. 세포의 수는 100조 개에 이릅니다. 현미경으로 보면 세포 하나하나가 상상할 수 없는 활동으로 분주하게 움직입니다. 매 순간 수만 가지의 화학 작용과 반응이 일어나는데, 영양분을 섭취하고 생명 활동을 수행하며 노폐물을 제거합니다. 약 3,000억 개의 세포가 매일 죽고 새로 탄생합니다. 몸속 세포의 0.3%가 매일 교체되는 셈입니다. 1분에 약 2억 개의 세포가 죽고 생겨나는 셈이니, 몸은 그야말로 세포의 전쟁터인 셈입니다. 그렇다면 새로 생겨나는 세포는 무엇으로 만들어질까요? 그렇습니다. 바로 당신이 먹는 음식입니다. 음식이 없으면 생명도 없습니다.

이제 문제의 핵심, 즉 이 책의 핵심에 도달했습니다. 저는 당신에게 아주 단호하게 '산 음식을 먹으면 살고 죽은 음식을 먹으면 죽는다'라고 말하겠습니다. 다이어트에 관해서라면 '산 음식을 먹으면 살이 빠지고 죽은 음식을 먹으면 살이 찐다'라고 말하겠습니다. 당신은 '도대체 그게 무슨 뜻이죠?'라고 질문할 것입니다. 무슨 마법과 같은 이야기를 기대하셨다면 실망하셨을 수도 있습니다. 저는 거의 30년 넘게 죽은 음식보다 살아있는 음식을 더 많이 먹었을 때의 결과를 지켜보았습니다. 세상의 모든 진실은 한때 논란이 된 적이 있었고 힘든 돌팔매를 견뎌왔습니다. 저는 30년 넘게 돌팔매를 맞았고 찬사 또한 받았습니다. 당신이 이 책의 마지막 페이지를 읽고 나면 죽은 음식보다 살아있는 음식을 더 많이 먹는 것이 무엇을 의미하는지 확신할 것이라고 저는 약속드립니다.

뉴욕의 카네기 홀에서 피아노를 연주하려면 수 없는 연습을 반복해야 합니다. 피아노를 치든 컴퓨터를 조작하든 자전거를 타든 무엇인가를 잘하고 싶다면 계속 연습해야 합니다. 건강과 다이어트도 마찬가지입니다. 지금 당신은 '산 음식과 죽은 음식'의 개념이 익숙하지 않을 것입니다.

아주 오래전, 그러니까 〈다이어트 불변의 법칙〉을 출간해서 스타가 되기 전에 저는 사람들을 1대1로 상담을 해 왔습니다. 몸이 아프거나 원하는 만큼 살을 뺄 수 없는 분들의 식습관을 파악한 다음, 개인 맞춤형 프로그램을 설계해 드리는 일을 해왔습니다. 그때마다 '산 음식과 죽은 음식'에 대한 개념이 일반인에게 거의 없다는 사실에 놀라움을 금치 못했습니다.

다이어트에는
살아 있는 효소가 핵심이다

　보통 죽은 음식이라고 하면 동물이 죽어서 제공하는 육류를 가장 먼저 떠올립니다. 사람들은 '생고기나 생선회 같은 거요?'라고 반문을 합니다. 저는 상담을 할 때마다 아무리 적은 양이라도 하나도 빠뜨리지 않고 매일 어떤 음식을 섭취했는지 설명해달라고 부탁하곤 합니다. 그들의 식단 메뉴를 들을 때마다 충격과 실망을 느꼈습니다. 살아 있는 음식의 비중이 겨우 10% 정도에 불과했기 때문입니다. 물론 그 때문에 그들이 제게 도움을 요청한 이유였습니다. 제가 산 음식과 죽은 음식을 비교해서 설명하는 가장 큰 이유는 바로 '효소' 때문입니다. 당신도 효소에 대해 들어본 적은 있을 것입니다. 그러나 정확히 그것이 무엇인지, 왜 중요한지는 잘 모를 것입니다. 효소^{酵素}는 엔자임^{Enzyme}이라고도 불리는데, 생물체 내 화학반응을 촉매하는 에너지를 의미합니다. 쉽게 말해서 '생명 에너지' 또는 '생명의 촉매'라고 이해해도 좋습니다.

이 지구에는 우주 행성의 숫자보다 더 많은 생명체가 살고 있습니다. 효소가 없었다면 지구는 달이나 화성처럼 생명이 없는 행성이었을 것입니다. 지구상의 모든 생명체, 즉 식물과 동물과 인간은 모두 효소 덕분에 살아갑니다. 생명을 살아 있게 하는 원동력은 바로 이 작은 화학물질인 효소 안에 있습니다.

따라서 살아있는 식품은 효소가 온전한 식품입니다. 죽은 음식은 효소가 파괴된 음식입니다. 이렇게 간단합니다. 효소는 어떻게 파괴될까요? 바로 열입니다! 섭씨 54도에서부터 효소가 파괴되기 시작합니다. 효소가 손상되거나 분해되는 것이 아니라 완전히 사라진다는 뜻입니다. 그리고 54도는 물이 끓는 온도 섭씨 100도에 비해 훨씬 낮은 온도입니다. 제가 1:1로 상담해 드린 분들처럼, 당신이 지금 다이어트나 질병으로 고통받고 있다면 산 음식을 거의 먹지 않고 있을 가능성이 높습니다. 활력을 잃고 변질된 음식, 즉 죽은 음식이 식단 대부분을 차지하고 있기 때문입니다.

당신은 시지프스Sisyphus 신화에 대해 들어본 적이 있을 것입니다. 시지프스는 거대하고 무거운 돌을 영원히 오르막길로 밀어야 하는 운명이었습니다. 만약 그가 돌을 밀어 올리는 것을 멈추면 돌은 다시 굴러 내려와 처음부터 다시 시작해야 했습니다. 당신의 살아있는 몸에 죽은 음식을 공급하면서 다이어트를 시도하는 것은, 영원히 고통 속에서 살아가는 시지프스의 운명과 똑같다고 저는 장담할 수 있습니다. 그것은 마치 기말고사 전날 달달 외워 시험을 치른 다음 깡그리 잊어버리고, 다음 기말고사에도 또다시 달달 외워 시험을 치른 다음 잊어버리는 행위와 하나도 다르지 않습니다. 원리를 이해하고 깊이 사고하지 않으면 이런 습관은 반복될 수밖에 없습니다.

우리 인간은 공식을 외운 다음 어려운 수학 문제를 푸는 것에 익숙해 있지만, 그 원리를 깊이 탐구하는 것은 힘들어합니다. 컴퓨터 칩을 만들거나 우주선을 제작하는 것에는 능력을 발휘하지만, '인간은 왜 살이 찌고 질병에 걸리는가'라는 문제의 원인을 생각하는 것은 힘들어합니다. 복잡하고 모호한 개념을 풀어내는 것을 좋아하지만 가장 단순한 개념을 이해하지 못하는 사람들이 대부분입니다. 과잉 교육을 받았거나 자신의 지능을 넘어서는 교육을 받은 사람들은, 어려운 질문에 대한 간단한 답은 없다고 확신하는 왜곡된 신념이 있습니다.

제가 산 음식을 먹으면 다이어트 문제는 간단히 해결된다고 말할 때마다 가장 많이 듣는 소리는 '그렇게 간단할 리가 없다'입니다. 우리는 오랫동안 비만 문제는 너무 복잡해서 간단한 해답이 있을 수 없는 어려운 문제라는 말을 들어 왔고, 사람들은, 특히 '지금까지 나온 모든 다이어트를 시도해 본' 사람들은 그렇게 믿게 되었습니다. 실제로 너무 간단해서 받아들이기 어렵다고 불평하는 사람들도 많이 보았습니다. 그러면 저는 그들에게 이렇게 물어봅니다. "더 복잡하고 더 불편하고 더 비싸다면 더 믿음이 가겠습니까?"

성공적인 다이어트에 대한 이해는 '살아있는 몸에는 살아 있는 음식이 필요하다'라는 자연의 법칙을 인정하는데 달려 있습니다. 저도 이렇게 당연한 사실을 굳이 언급해야 한다는 것이 때론 우스꽝스러워 보입니다. 수십 번은 반복해서 목청껏 외쳐야 할 것 같은 느낌이 듭니다. 인간은 모든 생명체를 익혀서 먹는 지구상의 유일한 종種으로 홀로 서서, 왜 질병에 걸리고 살이 빠지지 않는지 당황스러워합니다.

소위 인간보다 '하등 동물'이라고 불리는 다른 동물이 과체중이 되는 유일한 경우는 가축들뿐입니다. 야생의 갯과 동물(여우나 늑대 등)과 야생의 고양잇과 동물(호랑이나 표범 등)은 절대로 비만이 되지 않습니다. 그러나 야생의 개와 고양이가 우리의 반려동물이 되어, 불에 익혀 가공된 사료를 먹으면 마침내 뚱뚱해지기 시작합니다. 35년을 살도록 설계된 야생의 소들도 사료와 항생제를 먹이면 30개월 만에 성체가 되어 도축됩니다.

가솔린차에 디젤유를 넣으면 차는 망가진다

그렇다면 우리는 애초에 왜 익힌 음식을 먹기 시작했는지 궁금해할 수 있습니다. 저도 이 질문에 대해 누구보다 오래 고민하고 연구해 온 1인입니다. 그것은 불의 발견과 관련이 있습니다. 석기 시대에서 선사 문명이 등장하기 훨씬 전에 우리 조상들은 자연적으로 발생한 불로 인해 모든 것이 타버리는 경험을 했을 것입니다. 불을 처음 목격한 사람들은 어떤 느낌이었을지 상상만 할 수 있을 뿐입니다.

한 사냥꾼이 '구워진' 동물을 발견하고는 한 덩어리를 집어 먹으며 친구에게 '어이, 이거 먹어봐'라고 말했을 것입니다. 그리고 그날부터 오늘날까지 우리는 점점 더 많은 익힌 음식을 먹음으로써 우리의 운명을 스스로 개척해 왔던 것도 사실입니다. 저는 지금 '날고기를 먹으세요'라고 권하는 것이 아닙니다. 날고기에서 번식하는 치명적인 박테리아들을 고려할 때 날고기는 절대 피해야 할 습관입니다. 제가 이 책에서 말하는 산 음식은 익히지 않은 자연 상태의 과일과 채소를 말합니다.

우리는 자동차에 잘못된 연료를 넣는 것은 꿈도 꾸지 못합니다. 가솔린 대신 콜라나 물을 넣는 것은 미친 짓으로 여겨질 것입니다. 가솔린차에는 가솔린을 넣어야 하고 디젤차에는 디젤유를 넣어야 합니다. 그렇지 않으면 차는 금방 망가집니다. 그러나 어리석은 우리 인간은 우리 몸에 바로 그런 일을 하고 있습니다. 자동차가 콜라로 달릴 수 없는 것처럼 우리 몸은 죽은 음식으로는 제대로 기능할 수 없습니다. 자동차에 가솔린이나 디젤유를 넣어야 하듯이 우리 몸에도 살아있는 음식을 넣어야 합니다. 이것이 이해하기 어려운 원리일까요?

저는 복잡하지 않고 단순하게 설명하는 것을 주특기로 책을 써왔습니다. 저는 다이어트를 위해 어떤 음식을 얼마나 먹어야 하는지 혼란스러워하는 당신을 위해 이 일을 계속할 것입니다. 흰옷을 입은 전문가(의사와 영양학자)들은 지금도 끊임없이 서로 다른 얘기들을 쏟아내고 있습니다. 저탄고지를 해라, 골고루 먹어라, 고기를 먹어야 힘이 난다, 소식을 해라, 단식을 해라, 1일 1식을 해라, 반드시 영양제를 챙겨라, 아침은 꼭 먹어야 한다… 끝도 없이 이어집니다. '그래 이거다'라고 확신하며 실천하고 있는데 어딘가에서 정반대의 말을 하는 전문가가 나타납니다. 당신은 좌절감에 머리카락을 찢고 싶을 정도로 혼란스러워집니다.

　1923년에는 12가지 식품군이 있었습니다. 상상이 되시나요? 1941년에는 7가지 식품군으로 축소되었고, 1960년에는 4가지 식품군(우유, 육류, 채소·과일, 빵·곡류)이 표준이 되었습니다. 12가지보다는 4가지가 훨씬 다루기 쉽지만, 여전히 사람들은 혼란스러워합니다. 지금 바로 정리해 보겠습니다. 걱정해야 할 식품군은 4개가 아니라 2개뿐입니다. 짐작하셨을 것입니다. 산 음식과 죽은 음식, 이 두 가지입니다. 당신은 12가지 식품군 때문에 고민할 필요가 없습니다. 7가지나 4가지 식품군에 대해서도 고민할 필요도 없습니다. 당신이 음식을 먹을 때 '이것이 산 음식이냐 죽은 음식이냐'에 대해서만 고민하시면 됩니다. 이보다 더 단순할 수 있을까요?

　살이 빠지고 질병이 치유되는 놀라운 변화를 경험하게 되면, 있는 그대로 먹는 것과 열을 가해 변형시킨 것의 차이를 확연히 느끼게 될 것입니다. 그리고 이 단순한 분류가 얼마나 자유로운 방식인지 점점 더 분명해질 것입니다. 어떤 음식도 금지되지 않기 때문에 먹는 즐거움과 다이어트라는 두 마리 토끼를 잡는 방식입니다. 제가 금지된 음식이 없다고 말씀드린 것은 '스테이크와 피자와 치즈케이크를 마음껏 먹어도 살을 뺄 수 있다'는 뜻이 아닙니다. 당신이 원한다면 스테이크와 피자와 치즈케이크를 먹을 수도 있습니다. 중요한 것은 살아있는 음식과 조리된 음식 사이의 균형입니다.

　당신은 지금 '과학적 근거가 어디 있나요?'라고 궁금해하실 수도 있습니다. 온갖 종류의 다이어트와 영양제와 약물에 실망한 경험 때문에, 당신이 증거를 원한다는 사실을 저는 잘 알고 있습니다. 그러나 죽은 음식보다 산 음식을 먹어야 한다는 것을 증명하기 위해 과학자가 될 필요는 없습니다. 모든 증거는 실천 후의 결과에 있습니다. 질병이 치유되고 살이 빠졌다면, 그리고 그것이 5년~10년 나아가 평생 즐겁게 실천할 수 있는 일이라면 그것이 정답입니다. 그것은 '지구상의 모든 야생동물은 산 음식을 먹으며 그들에게는 질병도 비만도 없다'라는 자연의 법칙 밖에는 없습니다.

그러나 아직도 반신반의하는 당신의 의구심을 해소하기 위해 몇 가지 과학적인 근거를 제시하겠습니다. 저는 현재의 과학이 모두 진실이라고 생각하지는 않는다는 점을 분명히 말씀드립니다. 또한 전통적이지 않거나 일반적인 통념에 반대된다고 해서 비난해서도 안 됩니다. 인류의 역사에는 '이것이 진실이다'라고 선언했다가 나중에 그것이 틀렸다고 밝혀진 사례로 가득합니다.

한때는 태양이 지구를 도는 것이 진실이고 그 반대로 생각한다고 해서 형벌을 받기도 했습니다. 갈릴레오는 지동설을 주장하다가 평생 가택연금을 당한 후 쓸쓸히 죽음을 맞이했습니다. 한때 과학은 흡연이 해롭지 않은 습관이라고 선언했습니다. 미국에서 1950~60년대에 담배는 소화에 좋다고 권장했는데요. 의사들이 담배를 직접 입에 물고 광고까지 했습니다. 심지어 임산부가 나와 부드러운 담배를 피우라고 배를 내보이며 광고에 나왔다고 제가 말하면 믿으시겠습니까? 인터넷에 '1950년대 임산부 담배 광고'라고 입력하면 금방 그 증거를 확인할 수 있습니다.

〈닥터 지바고〉의 작가 보리스 파스테르나크Boris Leonidovich Pasternak 역시 헛된 사상과 통념의 희생양이었습니다. 1958년 스웨덴 한림원은 그를 노벨문학상 수상자로 결정했지만, 러시아 혁명을 비판한 내용이 들어 있다는 소련 정부의 압력을 받게 되면서 반강제적으로 노벨상을 거부했습니다. 1988년 소련 정부가 그에 대한 사면 조치를 내렸고, 1989년에서야 그의 아들이 아버지의 노벨문학상 메달을 대신 받게 되는 촌극이 벌어졌습니다. 그러나 아쉽게도 보리스 파스테르나크가 사망(1960년)한 지 30여 년이 흐른 후였습니다.

지구상에서 가장 권위 있는 학술지로 꼽히는 뉴잉글랜드 의학저널에서 놀라운 사건이 발생했습니다. '폐경 후 여성에게 처방되는 호르몬이 과연 심장마비에 효과가 있느냐'라는 내용의 논문이었는데요. 한 논문은 호르몬 요법이 심장마비를 극적으로 증가시킨다는 것을 '증명'했고, 다른 논문은 심장마비를 극적으로 감소시킨다는 것을 '증명'했습니다. 2개의 논문이 같은 의학지에 순차적으로 게재된 후 편집자의 사과가 이어졌습니다. 2개의 논문은 겉보기에는 타당하지만, 결과는 서로 완전히 모순된다는 것이었습니다.

모든 과학적 연구를 의심의 눈초리로 바라보라는 뜻은 아닙니다. 대부분의 과학적 연구는 진실을 향해가려고 노력합니다. 그러나 제약회사가 연구비를 제공하는 연구라면 우리는 의심해 봐야 합니다. 폐경 후 여성에게 처방되는 호르몬제를 만드는 제약회사가 연구비를 제공한다면, 어떤 과학자가 그 제약회사의 의견에 반대되는 연구를 실행하겠습니까? 엄청난 광고비를 대는 제약회사가 신약을 개발해서 출시했을 때, 그 언론사에서 '모든 약물은 효과가 없다'라는 의견을 낼 수 있겠습니까?

포텐저의 고양이의
진실

    그러나 때로는 너무 확연한 결과라서, 누구도 반박할 수 없는 연구도 있는 법입니다. 저는 여기서 여러분과 '포텐저의 고양이'에 대해 말씀드리고자 합니다. 저는 이전에 쓴 책 중 〈자연치유 불변의 법칙〉Fit for Life 2: Living Health에서 이 내용에 대해 잠깐 언급한 바 있습니다. 1932년부터 1942년까지 무려 10년에 걸쳐 확인한 위대한 연구입니다. 프란시스 포텐저Francis M. Pottenger 박사는 열을 가해 조리된 음식보다 살아있는 음식의 효과를 알아보기 위해 장기간에 걸쳐 실험을 진행했습니다. 제가 이 연구에 매료된 이유는 신뢰성에 의문을 제기할 수 있는 결점이 거의 없고 매우 단순명료하기 때문입니다.

    실험은 이렇게 진행되었습니다. 당신도 아시다시피 고양이는 유시성 동물이므로, 포텐저 박사는 10년 동안 두 그룹의 고양이에게 고기와 우유로만 구성된 식단을 제공하고 다른 것은 전혀 주지 않았습니다. A그룹에는 고기와 우유를 날것 그대로 먹였고, B그룹에는 불로 익힌 고기와 불로 끓인 우유를 제공했습니다. 다른 변수는 전혀 고려하지 않았습니다. 날고기나 익힌 고기와 우유만 먹이고 다른 것은 아무것도 주지 않았습니다. 결과는 너무도 압도적이었습니다. 산 음식과 죽은 음식의 결과가 너무나 확연한 차이를 보였기 때문입니다.

불로 익히지 않은 먹이를 먹은 고양이들은 해마다 건강한 새끼를 낳았습니다. 대를 이어 건강이 나빠지거나 질병에 걸리거나 조기에 사망하는 일은 없었습니다. 익힌 음식을 먹은 고양이들은 인간이 걸리는 각종 질병을 똑같이 경험하고야 말았습니다. 죽은 음식을 먹은 고양이들의 배설물은 독성이 강해서 그 배설물을 뿌린 토양에서는 잡초조차 자라지 않았지만, 익히지 않은 산 음식을 먹은 고양이들의 대변을 뿌린 토양에서는 잡초가 번성했습니다. 죽은 음식만 먹은 고양이에게서 태어난 2세대 새끼 고양이는 병에 걸렸으며 비정상적이었습니다. 3세대는 병에 걸리거나 죽은 채로 태어나는 경우가 많았습니다. 4세대에 이르러서는 어미 고양이가 불임이 되었습니다. 포텐저 박사는 쥐를 대상으로 비슷한 실험을 진행했는데 그 결과는 고양이를 대상으로 한 실험 결과와 정확히 일치했습니다. 무려 100여 년 전의 실험입니다. 포텐저 박사는 어떤 제약회사나 고양이 사료업체의 지원을 받지 않고 묵묵히 혼자만의 고집으로 10년 동안 실험을 진행했던 것입니다.

성경에 없는 사해 두루마리의 진실

저는 종교인이 아닙니다만, 예수나 석가나 노자의 사상을 좋아합니다. 저는 오랫동안 '나는 누구인가, 나는 지금 무엇을 하고 있는가'라는 오래된 질문에 대한 답을 찾고자 노력해 왔습니다. 나이가 들어갈수록 성인들의 생각이 얼마나 진실인지 깨닫게 됩니다.

당신은 사해 두루마리死海文書, Dead Sea Scroll에 대해 들어 보셨을 것입니다. 사해 두루마리는 1941년 쿰란Qumran이라는 유대 사막의 사해 기슭에서 발견되었습니다. 베두인족Bedouin族 목동이 사해 해변에서 양 떼를 몰고 다녔습니다. 심심해서 근처의 텅 빈 동굴에 던진 돌에 항아리가 깨지는 소리를 들은 목동에 의해 고대 문서들이 발견되었습니다. 2천 년 이상 보존된 850개 사본으로 이루어진 이 두루마리는 지금까지 발견된 것 중 가장 오래된 성경 본문의 일부입니다.

사해 두루마리는 예수님 시대에 살았던 에세네파Essene派라는 종파가 예수님과 그의 업적에 관해 쓴 필사본입니다. 〈에세네 평화의 복음서〉Essene gospel of peace 라는 제목으로 번역된 이 책에는 예수와 그 제자들 사이의 대화가 수록되어 있습니다. 에세네파는 공동체를 만들었고 명상이나 기도가 중요한 부분을 이루었는데, 생명체를 존중한 에세네파의 식사는 순수한 채식이었습니다. 이 복음서에서는, 음식을 어떻게 섭취해야 하는지에 대해 대답해 달라는 요청을 받은 예수가 이렇게 말했다고 기록하고 있습니다.

"그대들의 몸은 그대들이 먹은 대로 되고, 마찬가지로 그대들의 영혼은 그대들이 생각한 대로 되느니라. 그러므로 불이나 물로 파괴된 음식, 언 음식은 먹지 말라. 불에 탄 음식, 언 음식, 부패한 음식은 그대들의 몸을 태우고 얼리고 썩게 할 것이다. 불로 요리된 씨앗, 얼어 있는 씨앗, 썩은 씨앗을 밭에 뿌리는 어리석은 농부처럼 되지 말라. 가을이 되어도 그의 밭에서는 아무것도 얻을 수 없느니라. 죽음의 불로 음식을 만들지 말라. 그러면 그 죽음의 불이 그대들의 음식을 죽이고 그대들의 몸을 죽이고 그대들의 영혼 역시 죽일 것이다. 그러므로 불이 파괴한 것은 아무것도 먹지 말라. 너희 몸은 너희가 먹는 것임이니라."

비록 이 내용이 성경에 실리지는 못했지만, 음식에 대한 예수의 사상을 대표하는 것만은 확실합니다. 그러나 구약에도 신(자연)의 뜻이 실려있습니다. 창세기에서는 인간이 먹을 양식은 채소와 과일이라고 분명히 얘기하고 있습니다. 예수와 초기 기독교인들은 모두 채식주의자였음이 분명합니다.

"하나님이 이르시되 내가 온 지면의 씨 맺는 모든 채소와 씨 가진 열매 맺는 모든 나무를 너희에게 주노니 너희의 먹을거리가 되리라." (창세기 1장 29절)

또한 〈에세나 평화의 복음서〉에서는 하루 한 끼를 강조합니다. 배불리 먹는 것은 영혼을 혼탁하게 하며 육식도 금지하고 있습니다. 최근 유행하는 '1일 1식'과 '비건 운동'을 수천 년 전에 강조한 놀라운 내용들로 가득합니다.

"영에 의해서 살고, 육신의 욕망에는 저항하라."
"배불리 먹지 말 것이며, 매일 먹는 음식의 양이 1 미나(약 500g) 정도 되게 하고 2 미나를 넘지 않도록 하라."
"하루에 두 번 이상 먹는 자는, 자기 몸 안에서 사탄의 일을 수행하는 것이니라."
"목숨을 죽여서 얻은 음식은 그대들의 몸 또한 죽이게 하나니, 동물을 죽여 그 고기를 먹지 말라."
"언제나 하느님의 식탁에서 식사하라. 나무 열매와 곡식과 들판의 풀과 벌꿀로 식사하라."

"살생하는 자는 그 자신을 죽이는 것이요, 도살된 짐승의 살을 먹는 사람은 죽음의 육신을 먹는 것이다. 그의 핏속에 있는 그들의 피 한 방울 한 방울이 모두 독으로 변할 것이요, 그들의 숨결이 그의 숨결 속에서 악취를 풍길 것이니라. 그러니 도살된 자의 죽음은 살생한 자의 죽음이 될 것이다."

이 책을 쓰는 동안 사해 두루마리의 구절들을 읽으며 제 심장이 얼마나 뛰었는지 당신은 상상할 수 없을 것입니다. 다이어트와 질병 치유에 관해서 특정한 음식이 어떤 사람에게는 엄청난 효과가 있지만 다른 사람에게는 효과가 미미할 수도 있습니다. 그 이유는 각 개인에게 작용하는 변수(심리적인 스트레스 등을 포함해서)가 너무 많기 때문입니다. 가장 신뢰할 수 있는 증거(장기적인)는 결과입니다. 원칙을 실천에 옮기고 자신에게 맞는지 직접 확인해야 합니다. 그러나 만일 신(자연)이 있다면, 사람에 따라 서로 다르게 작용하도록 법칙을 자유분방(?)하게 창조하지 않았다고 확신합니다. 자연의 법칙과 원리는 마치 아침에 해가 뜨고 밤이 되면 어두워지는 것처럼 분명해야 한다고 저는 확신하기 때문입니다.

신은 인간을
뚱보로 창조하지 않았다

알 수 없는 어려운 용어로 포장되어 있다면 그것은 진실이 아닐 가능성이 큽니다. 진실은 항상 상식에 기반해야 한다는 것이 저의 주장입니다. 당신이 읽고 있는 이 책의 내용이 당신의 통념과 다를 수 있습니다. 또한 지나치게 단순해 보일 수 있지만 적어도 고개를 끄덕일 정도가 된다면 그것이 첫걸음입니다. 당신은 아마 '과일과 채소만 먹고 어떻게 살란 말이냐?'라고 반문하면서도 그럴듯하다는 생각도 하고 있을 것입니다. 그러나 저는 장담할 수 있습니다. 저는 거의 30년 넘게, 불을 가하여 죽은 음식보다 살아 있는 음식을 더 많이 섭취함으로써 살이 빠지고 질병이 치유되는 수천수만의 광경을 지켜보았습니다. 무엇보다 제가 살아있는 증거입니다.

현재 지구상의 과학자 중 인간의 몸이 어떤 일을 하는지를 완전히 설명할 수 있는 사람은 한 명도 없습니다. 음식물이 혈액·뼈·피부·근육·치아·머리카락·장기로 변하는 과정은 그 자체로 경이로운 것이어서 생명과학에 종사하는 모든 사람을 겸손하게 만듭니다. 인간의 뇌를 연구하는 것 또한 우주를 연구하는 것에 비유되기도 합니다. 이 놀라운 기관에 대해서도 아직 그 장엄함을 이해하는 초기 단계에 머물러 있습니다.

우리가 이 지구상에서 이룩한 모든 업적에도 불구하고 우리는 뇌의 잠재력 중 10%만 사용합니다. 어떤 과학자는 1%도 미치지 못한다고 주장합니다. 그렇다면 이 놀라운 뇌의 나머지 99%는 무엇을 하고 있을까요? 저도 궁금합니다. 그러나 식물이든 동물이든 모든 생명체는 1순위가 생명 유지이며 2순위가 종족 번식입니다. 따라서 신(자연)은 우리 인간이 어떤 상황에서도 '건강하게 살아서 종족을 번식'하도록 창조했습니다.

신은 우리를 뚱뚱하게 살면서 질병에 허덕이도록 창조하지 않았습니다. 만일 신이 인간을 뚱뚱하고 아프게 창조했다면 그런 신은 믿을 필요가 없다고 저는 자신 있게 말할 수 있습니다. 실제로 장미 향을 맡아본 적이 없는 사람에게 장미의 향을 설명하는 것은 불가능합니다. 어떤 미사여구를 동원하더라도 실제 장미 향기를 맡았을 때의 느낌에는 미치지 못합니다. 살아있는 음식으로 변화된 몸매와 질병 치유의 결과를 직접 경험하기 전까지는, 어떤 설명도 허사라는 사실을 저도 잘 알고 있습니다. 장미 향기를 직접 경험하지 않은 상태에서 장미 향기를 설명하는 것과 미친가지입니다. 그러나 벌써 수천수만의 사람들이 직접 경험했고 산 음식이 자신의 삶에 기적을 가져왔다고 구체적으로 증언하고 있습니다. 여러분도 그 대열에 동참하시길 진심으로 기원합니다.

| 4장 |

산 음식은 어떻게
살을 빼고 병을 고치나?

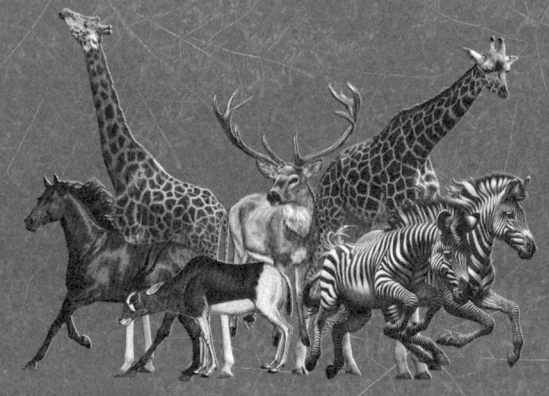

설사는 우리 몸이 스스로 청소하고 정화하려는 자연치유의 반응입니다.
설사가 나오는데 설사를 멈추는 지사제를 먹는 행위는,
물로 청소해서 나온 구정물을 다시 몸속으로 집어넣는 참으로 어리석은 행위입니다.

효소가 부족하면
빨리 죽는 이유

　이 책 전체에서 저는 효소의 중요한 역할에 대해 설명하고 있습니다. 효소가 조리 과정에서 열에 의해 파괴되면 음식은 생명력을 잃게 되는데요. 이는 두 가지 방식으로 다이어트와 질병에 치명적인 영향을 미칩니다. 첫째, 거의 모든 미네랄과 비타민이 파괴됩니다. 둘째, 엄청난 에너지가 필요한 소화에 추가로 부담이 가해진다는 사실입니다. 청소부가 방을 청소하고 있는데 진흙을 뿌리는 것과 다를 바 없습니다.

　인간의 건강과 다이어트에 결정적인 영향을 미치는 효소는 3가지가 있습니다. 첫째는 살아 있는 음식에 존재하며 체내에서 음식물을 분해하는 데 도움을 주는 식품 효소입니다. 두 번째는 소화 효소로서, 음식물 효소가 조리 과정에서 파괴되면 신체가 자체적으로 생성해야 하는 소화 효소입니다. 세 번째는 대사 효소인데요. 지금까지는 언급하지 않았지만, 이 책에서 지금까지 배운 그 어떤 것보다도 수명과 삶의 질에 가장 중요한 요소입니다.

대사 효소(신진대사 효소)는 신체의 노동력입니다. 무슨 뜻일까요? 말 그대로 우리 몸의 모든 활동은 대사 효소에 의존하고 대사 효소에 의해 수행됩니다. 이 작지만 놀라운 화학 발전소 덕분에 우리는 음식을 삼키고, 숨을 쉬고, 눈을 깜박이고, 걷고, 말하고, 혈액을 순환시킵니다. 대사 효소의 작용 없이는 음식을 소화하거나, 림프시스템을 통해 독소를 정화하거나, 밤에 침대에서 뒤척일 수 없습니다. 생명에 필요한 모든 영양소를 충분히 섭취해야 한다는 데 이의를 제기하는 사람은 아무도 없습니다. 대사 효소의 활동이 없다면 이러한 영양소는 세포에 전달되어 사용될 수 없습니다. 우리가 살아있는 이유는 바로 대사 효소 덕분입니다.

한 가지 알아야 할 것은 대사 효소는 무한정 공급되지 않는다는 사실입니다. 생산할 수 있는 양은 한정되어 있으며, 생산 능력이 소진되면 더 많은 양을 생산하도록 강제할 수 있는 방법은 태양 아래 아무것도 없습니다. 피할 수 없는 진실은, 당신도 저도 대사 효소는 언젠가 고갈된다는 사실입니다. 대사 효소가 없으면 생명은 더 이상 존재하지 않습니다. 우리는 모두 언젠가 수명이 다할 것이며, 이는 대사 효소의 공급이 끝났음을 의미합니다. 80세가 될 수도 있고, 90세가 될 수도 있고, 120세가 될 수도 있지만 언젠가는 그날이 올 것입니다.

자연사로 사망하든 질병으로 사망하든 사망 진단서에 무엇으로 기재되든, 생명 기능을 수행할 수 있는 대사 효소가 더 이상 공급되지 않아 생명이 종료되었다는 것입니다. 방정식은 간단합니다. '대사 효소가 많이 소모될수록 수명은 짧아진다'입니다. 필요한 대사 효소가 적고 소모되는 양이 적을수록 수명은 길어집니다. 그 점에 대해서는 의심의 여지가 없습니다. 따라서 당신의 몸 안에서 대사 효소를 보존하기 위해 할 수 있는 모든 일을 하는 것이 중요합니다.

우리 몸이 대사 효소를 더 많이 만들도록 강제할 수 있는 방법은 없습니다. 그러나 우리 몸이 대사 효소를 더 적게 사용하도록 하는 방법은 있습니다. 바로 소화에 최소한의 효소를 사용하게 하는 행위입니다. 소화에 최소한의 에너지만 쓰도록 한다는 말입니다. 우리가 불을 가해서 요리하게 되면 효소가 거의 모두 파괴됩니다. 그러면 우리 몸은 소화에 필요한 효소를 다시 생산해야 합니다.

아주 쉬운 예를 들어보겠습니다. 당신이 통조림 생선과 스테이크와 스파게티를 먹었다고 칩시다. 이 3가지에는 효소가 없습니다. 전혀 없습니다. 그러니까 효소 제로(0) 상태입니다. 당연히 속이 거북하고 소화하느라 밤새 뒤척이게 됩니다. 조리 과정에서 효소가 모두 파괴된 음식을 섭취하면, 어쨌든 우리 몸은 그 자리에서 소화에 필요한 효소를 생산해야 합니다. 음식이 소화되지 않은 채 위장에 그대로 있을 수는 없습니다. 음식물을 소화하기 위해 생성되는 이 효소는 어디에서 나올까요? 대사 효소의 귀중한 저장고에서 직접 가져올 수밖에 없습니다. 우리 호모 사피엔스는 소화 효소든 대사 효소든 일정량의 효소를 만들 수 있는 능력을 갖추고 태어납니다. 따라서 조리된 음식을 많이 섭취할수록, 신체가 소화 효소를 더 많이 만들어낼수록, 그러니까 대사 효소가 계속 소모되기 때문에 빨리 늙고 수명이 단축됩니다.

　이 사실은 제가 조리된 음식, 즉 죽은 음식을 먹을 때마다 제 마음을 괴롭히곤 했습니다. 그래서 1년이 넘는 기간 동안 저는 살아있는 음식만 먹었습니다. 1년 동안 저는 새로운 생명을 얻은 듯한 느낌을 받았습니다. 제 몸에서 제초제(고엽제)가 쑤욱 빠져나가는 느낌을 받았습니다. 그러나 인간은 간사한 동물입니다. 그것이 가장 건강한 식습관이라는 것을 머리로는 알고 있었지만, 평생을 그렇게 사는 것을 실천한다는 것은 참으로 힘든 일입니다. 그런 생각을 하기에는 저 또한 이것저것 골고루(?) 먹는 것을 좋아합니다.

　저는 차선책을 생각해 내야 했습니다. 산 음식을 죽은 음식에 비해 2배 정도 먹기로 결정했습니다. 전체 식단에서 산 음식의 비중이 3분의 2가 되도록 실천했습니다, 조리된 음식을 3분의 1로 먹는 것으로 목표를 정했고 지금까지도 이 목표를 꾸준히 실천하고 있습니다. 이렇게 하면 제가 좋아하는 조리된 음식을 모두 즐기면서도 박탈감을 느끼지 않고, 날씬한 몸매와 건강을 유지할 수 있습니다.

진짜 미네랄, 가짜 미네랄

'사막의 낙타들을 조종하는 유일한 방법은 소금'이라는 말이 있습니다. 중앙아시아 목동들도 소금(미네랄)을 통해서 양들을 통제합니다. 그 지역 초원의 풀들에는 미네랄이 풍부하지 못하기 때문입니다. 집에서 키우는 소들에게도 겨울에 건초더미에 소금을 뿌려주는 것도 같은 이유입니다. 그 소금들은 모두 미네랄이 풍부한 천연 소금입니다.

그러나 식탁용 소금(미국인의 90%)은 모두 정제 소금으로 염화나트륨인데 이것이 비만의 주범입니다. 쉽게 몸 밖으로 배출되지 않는 염화나트륨 1g마다 그것을 중화시키기 위해서 23배의 수분을 사용합니다. 이렇게 되면 '수분의 정체'를 불러오는데 바로 이것이 당신의 허벅지와 배에서 출렁이는 '물살'입니다. 우리는 진짜 소금과 가짜 소금을 구분해야 하고, 진짜 미네랄과 가짜 미네랄도 구분해야 합니다.

인간의 몸도 일정량의 비타민은 스스로 생성해 낼 수 있으나 생존에 필수적인 미네랄을 모두 만들지는 못합니다. 따라서 우리는 음식물로부터 미네랄을 충분히 공급받아야 하는데 그렇지 못하면 건강에 문제가 생깁니다.

그러나 대부분의 사람은 미네랄이 무엇인지도 모르고, 미네랄이 몸에 어떤 영향을 미치는지도 거의 알지 못하고 있습니다. 우리 몸 안에 있는 미네랄 중 정확하게 용도가 알려진 것은 25~30개 정도인데, 우리에게 친숙한 것들로 나트륨 · 칼슘 · 마그네슘 · 인 · 철 등이 있습니다. 대부분의 미네랄은 '미량 미네랄'이라 부르는데 아연 · 코발트 · 은 · 붕소처럼 체내에 아주 소량만이 존재하기 때문입니다.

어떤 미네랄이 몸에 좋은 것이고 어떤 미네랄이 필요 없는 것인지 과학계에서도 의견이 분분합니다. 대부분의 전문가는 우리 몸이 작동하기 위해서는 일정 미네랄이 몸 안에 있어야 한다는 사실은 인정합니다. 그러나 미네랄이 우리 몸에 좋은 영향을 미치게 하기 위해서는 유기적인 상태를 유지해야 한다는 사실을 아는 사람은 많지 않습니다. 세상의 미네랄은 유기 미네랄(살아 있어 사용이 가능한)과 무기 미네랄(죽어 있어 사용이 힘든) 두 종류가 있다는 사실을 아는 사람은 많지 않습니다. 우리가 상업용 미네랄을 먹기 전에 아래 내용을 꼭 숙지하지 않으면, 장터의 약장수에게 지갑을 털리게 되므로 주의

하셔야 합니다.

1. 토양이나 물에 자연 상태로 존재하는 미네랄은 무기질이다.
2. 동물이나 식물 내에 존재하는 미네랄은 유기질이다.
3. 식물은 무기 미네랄을 유기 미네랄로 변형시킬 수 있다.
4. 동물은 무기 미네랄을 먹어서 유기 미네랄로 잘 변형시키지 못하는데, 그 이유는 식물이나 다른 동물을 먹음으로써 유기 미네랄을 섭취하도록 설계되어 있기 때문이다.
5. 무기 미네랄은 불충분하게 흡수(59% 정도)되며 때론 동물(인간)에게 해가 될 수 있다.

초기 과학자들은 무기 미네랄과 유기 미네랄은 화학 성분이 같기 때문에, 이 둘이 같은 것이라고 주장했습니다. 화학 성분이 유사한 미네랄은 영양성분도 비슷하다고 주장했습니다. 그러나 이와 같은 생각은 커다란 잘못입니다.

물론 혈액에 있는 철분과 못에 들어 있는 철분의 화학 성분(돌로마이트Dolomite)이 같고, 바위에 있는 칼슘과 뼈에 들어 있는 칼슘의 화학 성분이 같은 것은 사실입니다. 그렇다고 인간이 가루로 만든 못과 부순 바위를 소화하고 흡수할 수 있을까요? 모든 것은 신(자연)이 부여한 인간의 본능과 상식으로 판단해야 합니다. 복잡하고 현학적인 논리로 당신의 머리를 교란하며 통장의 잔고를 털어가는 전문가들을 경계해야 할 이유입니다.

체내에서 제일 많이 필요로 하는 미네랄은 칼슘입니다. 칼슘은 생화학적으로 생명에 필수적이고 신체를 유연하고 젊게 유지하는 수단입니다. 현대의 인간이 칼슘 부족인 것은 맞습니다. 이는 우리가 음식물로부터 이용할 수 있는 칼슘을 충분히 얻지 못하고 있다는 사실을 보여줍니다. '이용할 수 있다'라는 말은 체내에서 '흡수하여 동화할 수 있는 상태'를 의미합니다. 그렇게 되기 위해서 칼슘은 '이온화'Ionization 되어야 하며 그렇지 못한 것은 가치가 없습니다. 이온화란 중성인 분자를 양 또는 음의 전하를 가진 이온으로 만드는 현상입니다. 쉽게 말하면 죽은 미네랄을 산 미네랄로 만드는 과정이라고 생각해도 좋습니다. 미네랄이 체내에 들어가면 체내에서 흡수될 수 있도록 해주는 일정한 위액과 상호작용을 하는데 이 과정을 이온화라고 부릅니다. 우리가 섭취하는 모든 미네랄은 체내에 흡수되기 전에 위에서 이온화 과정을 거쳐야 합니다. 우리 몸은 음식물이나 칼슘 보조물을 칼슘 이온으로 변형시켜야 사용이 가능합니다. 우리 몸은 이런 식으로 이온화된 칼슘 입자들만을 흡수하고 이용할 수 있도록 설계되어 있습니다.

만일 우리가 육류와 가공식품 위주로 식사하면, 그러니까 과일과 채소를 통해서 이온화된 칼슘을 충분히 얻지 못하면, 뼈에 있는 칼슘을 빼내 산을 중화시킵니다. 이것이 끔찍한 골다공증의 직접적인 원인입니다. 과일과 채소에 있는 유기질 칼슘은 이미 이온화가 되어 있습니다. 어리석은 우리 인간들은 과일과 채소를 먹지 않고, 유제품과 칼슘 보조식품에 의지하게 됩니다. 유제품과 칼슘 보조식품은 절대 해결책이 될 수 없습니다. 미국이 전 세계에서 유제품을 먹는 인구가 최고로 많은 국가인데, 골다공증 환자들이 가장 많은 국가라는 사실은 무엇을 말하는 것일까요? 우유에 있는 칼슘은 젖소로부터 이온화가 되었지만, 살균 과정에서 파괴되어 인체에는 아주 조금밖에 흡수되지 못합니다. 열을 통한 살균은 가치 있는 모든 것들을 죽이고 파괴합니다.

칼슘 보조식품 역시 이온화된 것이 아닙니다. 예를 들어 바위를 부수어 만든 구연산 칼슘은 15%밖에 이온화되지 못합니다. 인간이 바위를 먹는 동물이 아니라는 사실은 본능으로도 쉽게 알 수 있습니다. 이온화되지 않은 칼슘을 몸에 집어넣는 것은 건강에 전혀 도움이 되지 않고 해롭다는 점을 분명히 말씀드립니다. 높은 옥탄가의 연료가 필요한 가솔린 자동차에 디젤 연료를 넣는다면 어떤 일이 발생할까요? 물론 두 가지 모두 자동차 연료입니다. 그러나 당신 차에 사용할 수 있는 연료는 하나뿐입니다.

체내에서 사용되지 않은 추가 칼슘은 절대 편안하게 배출되지 않는다는 사실을 아는 전문가도 많지 않습니다. 그것은 혈액에 흡착되어 연성조직인 혈관·피부·눈·관절 등 몸속 기관에 자리 잡게 됩니다. 사용되지 않은 칼슘은 혈관 내의 지방이나 콜레스테롤과 결합하여 동맥경화의 원인이 됩니다. 피부에 안착한 칼슘은 주름의 원인이 됩니다. 육류를 과도하게 섭취하는 서양인에게 주름이 훨씬 더 많은 이유입니다. 관절에서도 고통스러운 퇴적물이 쌓입니다. 눈에서는 백내장의 형태로, 신장에서는 신장결석의 형태로 나타납니다. 지금 나열한 질병들은 어디서나 아주 흔히 볼 수 있는 것들입니다.

또 한 가지 우리가 간과하고 있는 사실이 있습니다. 미네랄 결핍은 단독적으로는 거의 발생하지 않는다는 사실입니다. 미네랄은 음식물의 여러 가지 원소들과 체내의 복잡한 행위와 상호 의존합니다. 미네랄은 음식물의 독립적 요소라기보다 모든 영양소의 일부입니다. 어떤 미네랄도 체내에서 독립적으로 사용되지 않습니다. 모든 미네랄은 다른 미네랄과 상호 보완해서 작용합니다. 야구 시합에서 이기려면 투수도 있고 내야수도 있고 외야수도 있어서 서로 협력해야 하는 것과 하나도 다르지 않습니다. 축구에서 골키퍼도 있고 공격수도 있고 수비수가 있어 서로 협력해야 하는 것과 하나도 다르지 않습니다.

이는 매우 본질적인 것입니다. 이렇게 단순하면서도 명확한 사실을 알고 있는 사람은 그리 많지 않습니다. 화학적으로 분자구조가 같아서 이온화된 유기 미네랄과 이온화되지 않은 무기질 미네랄이 같다고 착각하며, 오늘도 내일도 칼슘 영양제를 위 속으로 털어 넣는 사람들이 안타까울 뿐입니다. 밥 지을 때도 마찬가지입니다. 제대로 밥이 되려면 물과 쌀은 일정 비율이 되어야 합니다. 2:1의 비율, 즉 1컵의 쌀에 2컵의 물이 필요합니다. 만약 이 2:1의 비율을 어겨 물이나 쌀을 너무 많이 넣거나 너무 조금 넣으면 밥은 질척해지거나 타게 됩니다.

흥미로운 사실은 칼슘이 체내에서 효과적으로 흡수되기 위해서는 이온화되어야 할 뿐 아니라, 마그네슘도 함께 있어야 한다는 사실입니다. 그리고 칼슘과 마그네슘의 이상적인 비율은 물과 쌀의 비율과 같은 2:1입니다. 확언하건대 대부분의 유제품이나 상업적으로 유통되는 보조식품은 이온화되었다 해도 칼슘과 마그네슘의 비율이 2:1되지 않습니다. 혹은 마그네슘과의 비율은 지켰다 하더라도 이온화되지 않았을 가능성이 높습니다. 대부분의 유제품과 칼슘 보조식품의 실정이 이렇습니다. 1년에 수십 수백억 달러의 유제품과 칼슘 보조식품을 소비하는 미국인이 여전히 칼슘 결핍과 관련된 문제를 가지고 있다는 사실이 그것을 증명합니다. 나쁜 소식만 있는 것은 아닙니다.

30여 년 전 한 영국 기자가 세계에서 가장 장수하고 있는 사람 중 하나인 이즈미Izumi 씨를 인터뷰하기 위해 일본을 방문했습니다. 그는 놀라울 정도로 건강한 115세의 노인이었습니다. 더욱 놀라운 것은 그 섬에 사는 사람들 모두가 건강했으며 95세 이전에 사망한 사람이 거의 없었다는 사실입니다. 연구자들은 그 섬 주민이 마시는 물이 일반적인 물과는 매우 다르다는 것을 발견했습니다. 그 물은 살아있는 산호에서 걸러진 이온화된 미네랄을 함유하고 있었던 것입니다. 이 독특한 산호 미네랄이 물을 높은 알칼리로 만들어 인체의 산과 알칼리의 균형을 유지 시켰던 것입니다. 인간의 혈액은 약알칼리인데 건강을 위해서는 알칼리 상태를 유지해야 합니다. 그러나 우리들 식생활은 대부분 산성입니다. 따라서 산성을 중화시켜야 하는 인간의 몸은, 살기 위해서 뼈에 있는 칼슘을 뽑아 사용할 수밖에 없는 것입니다.

산호 미네랄은 자연적으로 이온화된(이온화의 정도가 92%까지 이름) 세계에서 유일한 것이었습니다. 더욱이 놀라운 것은 이 산호에 포함된 이온화된 칼슘과 마그네슘이 정확히 2:1의 비율로 이루어져 있다는 사실입니다. 더욱이 아연·구리·망간과 같은 미량 미네랄도 이온화된 형태로 포함하고 있으며, 납·수은·카드뮴·비소와 같은 독성 금속은 들어 있지도 않았습니다.

오늘날 시장에는 각종 산호 칼슘이 나와 있습니다. 그러나 그중에 독성이 없고 효과가 있는 상품은 2.5%밖에 안 됩니다. 다른 말로 하면 독성이 있거나 효과가 없는 영양식품을 선택할 확률이 97.5%라는 얘기입니다. 이렇게 충격적인 통계 수치는 미국 영양의학회지 (Journal of American Nutraceutical Association, 1999년 겨울호)에 보고된 획기적인 연구에 의해 확인되었습니다.

우리는 모두 산호 미네랄을 위해서 일본의 섬으로 이주할 수 없습니다. 그러나 우리는 매일 과일과 채소를 통해서 산호 미네랄과 같은 유기 미네랄을 얼마든지 섭취할 수 있다는 사실을 다시 한번 강조합니다. 진실은 멀고 먼 곳에 있지 않고 항상 바로 당신 옆에 있습니다.

열을 가하면
섭씨 54도에서 생명은 모두 죽는다

    술과 마약처럼, 불로 익혀 조리한 음식도 중독성이 있다고 말하면 사람들은 잘 믿지 않습니다. 차이점은 술과 마약 없이 살 수는 있지만, 음식은 생존을 위해 반드시 필요하다는 것입니다. 그래서 감옥에서도 술과 마약은 주지 않지만, 음식은 반드시 제공합니다. 불로 익혀 조리한 음식에 중독되어 있다는 사실을 저 또한 인정하지 않았던 때가 있었습니다. 저 또한 책을 내고 유명 인사가 될 때까지도 생명체의 근본적인 원리에 무지했었음을 솔직히 고백합니다.

    TV를 켜면 음식 광고가 쏟아집니다. 모두 조리된 음식이나 가공식품입니다. 햄버거·피자·쿠키·사탕·시리얼·냉동식품 등 모두 생명을 죽인 음식입니다. 과일과 채소 광고는 눈을 씻어도 보이지 않습니다. 다시 말씀드리지만 이러한 음식을 먹으면 안 된다는 뜻이 아닙니다. 그래도 건강해 보이는 음식은 오렌지주스나 우유 정도입니다. 그러나 그것들조차 모두 섭씨 54도 이상에서 저온 살균한 것들입니다. 저온 살균법Pasteurization이란 우유를 100도 이상 고온으로 가열하면 많은 영양성분이 함께 파괴되기 때문에 60~80도에서 30~60분, 2회 이상 가열하는 방식을 통해 보존기간을 연장하는 방식입니다. 앞에서 말씀드린 것처럼 살균하면 저온이든 고온이든 효소(생명)는 대부분 사망한다는 사실을 잊지 마시길 바랍니다.

세상의 모든 다이어트는 미국에서 나왔습니다. 세계 최고의 의료 기술 또한 거의 모두 미국에서 나왔습니다. 그런 나라의 국민이 세계 최고의 비만과 질병으로 고생하고 있다면 한 번쯤 고개를 갸우뚱할 만한 일이 아니겠습니까? 그것은 다이어트와 의료 기술이 전혀 의미가 없다는 사실을 증명합니다. 프랑스 소설가 폴 부르제Paul Bourget는 '생각대로 살지 않으면 사는 대로 생각하게 된다'(One must live the way one thinks or end up thinking the way one has lived)라고 말했습니다. 우리는 모두 미디어의 노예가 되어 그들이 하라는 대로 인형처럼 살고 있기 때문입니다.

저는 '음식이란 입에 넣고 목구멍으로 넘길 수 있는 모든 것'이라고 교육을 받으며 자랐습니다. 지금도 저는 음식에 집착합니다. 항상 음식에 대해 생각합니다. 밤에 잠자리에 들 때나 아침에 일어날 때도 음식에 대해 생각합니다. 식사하는 도중에 다음 끼니를 생각하기도 하고요. 지금의 당신과 똑같이, 부지런히 식단을 관리하지 않으면 체중이 급격하게 불어나지 않을까 걱정하는 1인입니다. 제가 만약 '산 음식과 죽은 음식의 원리'를 몰랐다면 저는 아마도 100kg이 넘는 몸을 뒤뚱거리며 병원의 침대에서 사망하고도 남았을 것입니다. 그러나 저는 평생 살이 찌지 않았고 무시무시한 고엽제의 공포에서도 벗어났습니다. 어려운 것은 첫걸음일 뿐입니다.

핵심은
속도가 아니라 방향이다

　　노벨 경제학상 수상자인 대니얼 카너면Daniel Kahneman은 인간의 생각을 두 가지로 분류했습니다. '빠른 생각'과 '느린 생각'이 그것입니다. 그의 말에 의하면, 95%의 사람들은 빠른 생각 때문에 투자에 실패하고, 5%의 사람들은 느린 생각 때문에 투자에 성공한다고 말합니다. 느린 생각을 하려면 힘이 들기 때문입니다. 집중하고 노력하고 긴장하고 많은 에너지가 필요합니다. 우리 인간은 시간과 에너지를 적게 사용하는 것을 선호하기 때문에 느린 생각보다는 빠른 생각에 의존하기 좋아합니다.

　　그래서 5%의 부자와 95%의 가난한 사람으로 인류가 변함없이 구성되어 있는 것입니다. 부잣집에는 잡동사니가 거의 없는 특징이 있습니다. 그러나 가난한 사람의 집에는 필요도 없는 잡동사니로 가득해서 누울 공간도 없습니다. 그것은 '빈 공간을 참아내는 능력' 때문이라고 저는 주장합니다. 가난한 집에 가보면 벽에 그림이나 사진을 가득 채워 여백의 미가 전혀 없는 경우를 자주 봅니다. 빈 공간을 참아내는 것도 일종의 능력입니다. 급한 생각의 고삐를 잡아 뒤로 끄집어내는 것도 능력입니다.

인디언들은 말을 타고 가다가 이따금 말에서 내려 자기가 달려온 쪽을 한참 동안 바라보고선 다시 말을 타고 달린다고 합니다. 말이 지쳐서 쉬게 하려는 것은 아니고, 자기가 쉬려는 것도 아니고, 혹시 너무 빨리 달려 자기의 영혼이 미처 뒤쫓아오지 못했을까 봐 자기의 영혼이 돌아올 때를 기다리는 것이라고 합니다.

생각이 짧으면 잘못을 반복하게 되고, 생각이 길면 단숨에 실천하는 법입니다.(Thinking shorter moving longer, Thinking longer moving shorter) 서두를 필요가 없습니다. 당신에게는 수없이 많은 날이 남아있습니다. 당신은 수십 년 동안 특정한 방식으로 식사를 해왔습니다. 한두 달 만에 바꿀 수 있는 것이 아닙니다. 필요한 과도기가 있습니다. 너무 빨리 바꾸려고 하면 좌절하기 십상입니다.

요즘은 모든 일에 빨리 해결하고, 지금 당장 하고 싶은 태도가 만연해 있는 것 같습니다. TV를 켜면 홈쇼핑에서는 지금도 체중 감량을 위한 최신 유행의 속성비법들이 난무합니다. 하얀 가운의 전문가들이 팔을 휘젓고 침을 튀기며 열정적으로 말하는 장면이 화면에 등장합니다. 이것들은 당신을 흥분시켜 깜짝 놀라게 한 다음 스마트

폰으로 그들의 계좌에 송금시키기 위해 발명되었습니다.

　광고에는 '믿기 어려울 정도로 빠르게 살이 빠졌다'라거나 '눈앞에서 살이 녹아내렸다'라거나 '모든 다이어트 제품을 다 써 봤지만, 이 제품이 정말 효과가 있다'라는 고객들의 후기로 가득합니다. 당연히 필수적인 '비포 앤 애프터'Before And After 사진도 있습니다. 하지만 절대 볼 수 없는 것은 6개월~1년, 혹은 1년~5년 후의 애프터 사진입니다. 99%의 경우 다이어트 1달 후를 보여주는 사진입니다.

　약물이나 특별한 단식 등으로 빠르게 체중 감량을 달성한 경우, 99% 사람들은 체중이 다시 증가합니다. 저는 예외를 거의 본 적이 없습니다. 당신은 어떤 방법을 선호하시나요? 한 달에 10kg을 감량하고 6개월 후에 다시 원래 체중으로 돌아가길 원하시나요? 아니면 6개월 동안 20kg을 감량한 다음 6개월 후에 살이 더 찌기를 원하시나요? 한 달에 1억씩 벌고 1년 만에 파산하는 것과 한 달에 1천만 원씩 평생 버는 것 중에서 당신은 어떤 것을 선택하시겠습니까?

　핵심은 속도가 아니라 방향이라고 단호하게 말씀드립니다. 지난 수십 년 동안 새로운 다이어트가 계속 출현했다가 사라졌습니다. 그들은 모두 얼마나 빨리 체중을 감량할 수 있는지, 그 속도를 강조했습니다. 마치 이 종목에 투자하면 한 달 만에 수억을 벌 수 있다고 입에 침을 튀기는 시중의 상업 투자전문가(그 종목 회사의 금전적 지원을 받는)와 닮았습니다. 그 다이어트가 전반적으로 건강을 증진시키는지 여부는 고려의 대상이 되지 않습니다. 그 다이어트가 빠진 체중을 얼마나 오래 유지시키는지, 혹은 살이 더 빨리 다시 찌는지 아닌지는 고려의 대상에 포함되지 않았습니다. 그들은 모두 당신의 급한 마음을 노리고 속도전에만 몰두했습니다.

사실 우리는 먹는 방법을 배운 적이 없습니다. 학교에서 많은 것들을 가르치지만 정작 인간에게 1순위인 건강에 대해서는 배운 적이 없습니다. 건강에 대해 가르치는 것은 돈이 되지 않기 때문입니다. 비싼 장비를 통해 검진하고 약물을 투여하고 날카로운 칼로 신체를 가르고 꿰매야만 돈이 되기 때문입니다.

우리 몸은
항상 우리 편이다

당신이 지금 질병으로 고통받고 있거나, 살이 너무 찐 상태이거나, 에너지가 부족해서 항상 우울증 상태에 있다면 적절한 연료(산 음식)가 공급되지 않기 때문이라고 단호하게 말할 수 있습니다. 건강과 비만은 동시에 존재할 수 없습니다. 누군가는 '살찐 것만 빼면 정말 건강하다'라고 말하기도 합니다. 틀린 말입니다. 비만인데도 건강하다는 말은 젖은 상태와 마른 상태가 동시에 있는 것처럼 불가능합니다.

살아있는 인간의 몸은 스스로 최고의 건강을 유지하는 방향으로 나아갑니다. 당신이 어떤 잘못을 하더라도, 아무리 고기와 가공식품을 많이 먹더라도, 당신의 몸은 살을 빼고 질병을 치유하기 위해 노력합니다. '우리의 몸은 항상 우리 편'이라는 사실을 잊지 마시길 바랍니다. 이 과정은 사동으로 이루어집니다. 건강은 자연스러운 것이고 건강이 나빠지는 것은 부자연스러운 것입니다. 당신은 비만과 질병을 해결하기 위해 밤을 새워 공부할 필요도 없고 헬스클럽에서 365일 땀 흘릴 필요도 없습니다. 단지 새로운 법칙(그러나 자연의 법칙)에 첫걸음을 내딛기만 하면 됩니다. 비록 자연의 법칙에 따라 식사를 완전히 재훈련하는데 6개월 또는 1년이 걸릴 수도 있습니다. 그러나 첫걸음을 내딛기만 하면 당신은 이미 절반은 성공한 셈입니다.

당신이 산 음식을 10% 정도만 섭취하는 사람 중 한 명이라고 가정해 봅시다. 따라서 현재 10%대 90%(산 음식 10%, 죽은 음식 90%)를 섭취하고 있습니다. 2~3년 후 최종 목표가 75%대 25%, 또는 60%대 40% 등 어떤 목표가 되든 상관없다고 가정해 봅시다. 당신이 열을 가해 조리된 음식의 양을 조금씩 줄이면서 산 음식을 더 많이 섭취하는 순간 당신의 몸은 변하기 시작할 것입니다. 현재 섭취하는 산 음식의 양을 2배로 늘리면 살이 2배로 빠지고 3배로 늘리면 3배로 빠질 것입니다. 잠자고 있던 당신 몸의 치유 메커니즘에 불을 붙이기 때문입니다. 기회의 문이 열리는 순간 우리 몸의 치유 메커니즘은 그 문으로 달려갑니다.

이것은 물의 성질과 같다고 말할 수 있습니다. 댐이나 제방 뒤에 물이 가득 담겨있다고 생각해 봅시다. 항아리에 물이 담겨있다고 생각해도 좋습니다. 그곳에 구멍이 생기는 순간 모든 물이 그 구멍으로 빠져나갑니다. 조금의 망설임도 없이 즉각적으로 진행됩니다. 생명체도 마찬가지입니다. 당신의 몸은 당신을 살리기 위해 '산 음식'을 넣어주기를 기다리고 있습니다. 이것은 유전과도 관계없고 체질과도 관계없고 인종과도 상관없습니다. 지구상에 살아 있는 모든 생명체는 살아 있는 것을 섭취해서 생존하고 진화했고 번영해 왔기 때문입니다. 이 엄연한 자연의 순리를 무시한다면 누구도 비만에서 해방될 수 없다고 감히 장담합니다.

이것은 일부 사람들에게만 가끔 일어나는 일이 아닙니다. 당신은 너무 대담한 주장이라고 생각하실 수도 있습니다. '살 빼기가 가장 쉬웠어요'라고 매스컴에서 이구동성으로 외치는 시중의 상업적인 다이어트와 완전히 다르다는 사실도 깨닫게 될 것입니다. 고통스러운 시중의 다이어트와는 달리 10~15% 정도의 노력만으로도 놀라운 효과를 볼 수 있다는 사실을 알게 될 것입니다.

자연의 법칙은 유전과 인종과 DNA와 혈액형과 관계없이 모든 인간에게 적용됩니다. 칼로 몸을 베면 누구나 피를 흘립니다. 음식을 삼키면 누구나 음식물을 소화하기 시작합니다. 몸에 수분을 섭취하지 않으면 누구나 탈수증이 생깁니다. 뜨거운 난로에 손을 대면 누구나 화상을 입습니다. 이것과 하나도 다르지 않습니다. 산 음식의 양을 2배로 늘리면서 죽은 음식을 줄이면 자연의 법칙은 '살을 빼고 질병을 치유하는 방향'으로 전진합니다. 현명한 인간의 몸은 물이 구멍으로 흐르는 것처럼 빠르게 이 작업을 수행합니다. 건강하면서 비만일 수는 없습니다.

저는 지금 당신에게 '산 음식 10%와 죽은 음식 90%'에서 ➡ '산 음식 90%와 죽은 음식 10%'로 바꾸라고 명령하는 것이 아닙니다. 인간의 몸은 산 음식만 먹는 야생동물과 똑같이 자연의 법칙에 따라 설계되었기 때문에, 그 방향으로 나가면 비만과 질병이 틀림없이 치유된다고 강조할 뿐입니다.

산 음식과 죽은 음식을
5대 5로 맞추어라

만일 당신이 이 책을 읽으면서 산 음식을 식단의 50%로 맞추겠다고 결심했다면 당신은 체중과의 싸움에서 승리하기 위한 첫발을 내디딘 셈입니다. 당신은 이제 굶지 않아도 되고 약을 먹지 않아도 됩니다. 시중의 다이어트를 하지 않아도 되고 식사 대용식을 먹지 않아도 됩니다. 매스컴에서 광고하는 특별한 기구를 사용하지 않아도 됩니다. 무자비한(?) 운동을 하지 않아도 되고 칼로리 계산을 하지 않아도 됩니다. 식사량을 측정하지 않아도 되고 저탄고지에 대한 고민을 하지 않아도 됩니다. 당신은 이제 모든 각종 심리적이고 육체적인 고문에서 해방되었습니다.

이보다 더 간단한 방법은 없을 것입니다. 저뿐만 아니라, 수십 년 동안 수천수만의 사람들에게서 그 효과를 제 눈으로 똑똑히 목격한 일이기 때문입니다. 오늘도 5대 5, 내일도 5대 5를 실천하라고 하는 말이 아닙니다. 대부분은 갑작스럽게 라이프스타일을 바꾸기 힘들어 합니다. 당신도 어느 정도 전환기가 필요할 것입니다. 서두를 필요는 없습니다. 시간은 충분합니다. 특히 산 음식 비율이 10% 이하인 사람들에게는 더욱 그렇습니다. '이틀에 한 번 정도 과일 한 조각이나 샐러드를 먹어요'라고 말하는 당신이 바로 이런 사람들입니다.

저는 과일과 채소를 자주 먹지 않는 사람들을 위해 눈물을 흘립니다. 그 많은 고통의 원인이 과일과 채소의 부족인데도 그들은 아무런 실마리를 찾지 못하고 있습니다. 그러나 산 음식으로 전환하면 당신의 삶이 얼마나 개선될지 알기 때문에 저는 용기를 얻습니다. 사실, 과일과 채소를 가장 적게 먹는 사람들이 산 음식을 공급하기 시작하면서 가장 빠른 변화를 경험합니다. 증거는 차고도 넘칩니다.

새 컴퓨터나 세탁기 등을 사고 나서 작동법이 복잡해서 당황했던 기억이 있을 것입니다. 그러나 한동안 사용하다 보니 어느새 익숙해집니다. 완전히 익숙해진 후에는 '별것도 아닌 것 때문에 힘들어했네'라고 헛웃음을 짓습니다. 똑같습니다. 저는 수십 년 동안 수천수만의 사람들과의 상담을 통해 식단에서 산 음식을 늘리고 죽은 음식을 줄이면 살이 빠지고 질병이 치유되는 경험을 함께했습니다. 하늘이 두 쪽이 나도 의심의 여지가 없습니다. 그러나 어느 정도까지 성공할지는 시간이 지나야 알 수 있습니다. 사람마다 각각의 다른 변수가 작용하기 때문입니다.

마지막까지 한 치 앞을 알 수 없는 복잡한 줄거리의 미스터리 영화를 볼 때를 생각해 보십시오. 마침내 모든 조각이 맞춰지고 나면 혼란스러움은 질서로 바뀌게 됩니다. 사실, 돌이켜보면 너무 뻔해서 왜 더 빨리 알아내지 못했는지 의문이 들 수도 있습니다. 다이어트와 질병 치유도 똑같습니다. 처음에 혼란스러울 수 있지만 아직 끝을 모르기 때문일 뿐입니다. 시작하기만 하면 답을 얻을 수 있습니다. 제가 스승으로부터 '산 음식을 먹으면 살고 죽은 음식을 먹으면 죽는다'라는 얘기를 듣고 인생을 바꾸었던 때는 30여 년 전입니다.

'공장음식 중독자'였던 제가 어떻게 '산 음식 5%와 죽은 음식 95%'에서 '50%대 50%'로 전환할 수 있었을까요? 진실을 말하는 스승의 맑고 진실한 눈빛 때문이었습니다. 그 당시 저는 뚱뚱한 몸집과 각종 질병으로 고통받고 있어서, 섬광처럼 빛나는 그의 눈빛이 저를 불살라버렸습니다. 눈은 못 속입니다. 성형과 수술로 많은 것을 바꿀 수 있어도 눈빛은 절대 성형할 수 없습니다. 이 책을 읽고 계신 당신이 제 눈을 보지 못하는 것이 안타깝습니다. 그러나 글에서도 진심을 느낄 수 있다는 제 신념에는 변함이 없고, 저는 그 신념으로 계속해서 책을 쓰고 있습니다.

산 음식을 죽은 음식보다 2배로 늘리는 것이 장기적인 목표였지만, 당장은 5대 5라는 목표를 달성하는 것이 급선무였습니다. 30년 전 그날, 저는 '앞으로 내가 섭취하는 음식의 절반 이상을 살아있는 음식으로 채우겠다'고 신에게 약속했습니다. 그리고 그 약속을 지켰고 저는 보상을 받았습니다. 30년 넘게 저는 제가 좋아하는 음식을 먹으면서도 178cm에 65kg을 계속 유지하고 있습니다. 복통을 비롯한 각종 질병에서 해방되었으며 '걸리면 반드시 죽는다'는 저 악명높은 고엽제 후유증에서도 버젓이 탈출해서 생생하게 살고 있습니다.

흥미롭게도 저는 이 식단을 테스트하기에 완벽한 몸을 가지고 있습니다. 제 몸은 식단의 변화에 매우 민감하게 반응합니다. 이것은 사실 저에게 저주이자 축복이었습니다. 메뉴판만 읽어도 1kg 살이 찐다는 우스갯소리가 있습니다. 제가 바로 그런 사람이었습니다. 식습관을 조금만 바꾸어도 살이 쪘고 자연의 법칙을 실천하면 금세 살이 빠졌습니다. 조리된 음식을 더 먹으면 체중이 늘었고 산 음식을 50% 이상으로 늘리면 체중은 바로 다시 줄어들곤 했습니다. 비만을 결정하는 것은 내가 통제할 수 없는 외부의 힘이 아니라는 사실을 알았을 때 얼마나 자유롭고 짜릿한지 모릅니다. 내가 책임자입니다. 내가 통제할 수 있는 사람입니다. 여러분도 이 기분을 느끼시고 직접 확인하시길 바랍니다.

일주일에 하루만
산 음식을 실천하라

저는 당신에게 한 가지 제안을 드립니다. 일주일에 딱 하루만 아무것도 조리하지 않고 완전히 살아있는 음식을 드셔 보십시오. 제가 좋아하는 헬렌 니어링은 그녀의 저서 〈소박한 밥상〉에서 다음과 같이 말했습니다.

"봄이면 우리 부부는 위장 청소도 할 겸 열흘쯤 사과만 먹는다. 사과를 원하는 만큼, 또 소화할 수 있을 만큼 먹는다. 그렇게 하면 금식할 때처럼 에너지가 고갈되지 않아서 좋다. 누구라도 해볼 수 있는 한 가지 음식만 먹는 다이어트인 셈이다. 육체는 수면 시간을 이용해 전날 먹은 음식을 소화시키므로, 다음 날 아침에 다시 음식을 가득 채우지 않아도 된다. 밤 동안 에너지를 거의 쓰지 않으므로 몸이 필요로 하는 에너지는 거외 없다."

가장 쉬운 방법은 헬렌 니어링 부부처럼 당신이 좋아하는 한 가지 과일을 택해서 하루 종일 그것만 먹으면 됩니다. 단순해야 실천하기 쉽기 때문입니다. 그러나 한 가지 과일만 24시간 먹기가 지겨우시면 과일·무첨가 주스·샐러드를 순서나 양을 구분하지 않고 마음껏 드셔도 좋습니다. 여기에서 제가 '무첨가'라는 용어를 사용하는 이유는 시중의 상업용 주스와 구별하기 위해서라는 사실을 당신은 눈치채셨을 것입니다. 일주일에 하루만 산 음식을 먹는다고 해서 절대 무슨 큰일이 일어나지는 않습니다. 조금만 노력하면 그 효과를 금방 알게 될 것입니다. 매일 조리된 음식으로 몸을 혹사시키다가 산 음식이 몸을 정화시킬 것입니다. 그것은 마치 뉴욕 맨해튼의 시끄러운 자동차 소리를 6일 동안 듣다가, 하루쯤 티베트의 오지마을에서 석양을 바라보며 살랑이는 바람 소리를 듣는 것과 같습니다.

그것이 힘드시다면 일주일 내내 아침과 저녁만이라도(점심은 직장 동료들과 함께 먹어야 하므로) 산 음식을 드시는 방법을 선택하셔도 좋습니다. 이렇게 하면 어느 날 갑자기 무거운 음식을 먹고 싶지 않은 날이 올 것입니다. 그냥 먹고 싶지 않을 뿐입니다. 그것은 몸이 지시하는 것입니다. 어느 날 아침에 일어나서 하루 종일 과일과 무첨가 주스만 먹고 싶을 수도 있습니다. 이럴 때마다 죽은 음식을 산 음식으로 대체하면 다이어트와 질병 치유는 저절로 완성된다는 사실을 강조합니다.

개인적으로 저는 이틀에 한 번꼴로 '완전 산 음식'을 실천하고 있습니다. 언젠가는 당신도 시도해 보고 싶을지도 모릅니다. 스코틀랜드 속담에 '부러지는 것보다 휘어지는 것이 낫다'Better To Bend Than Break라는 말이 있습니다. 처음부터 완벽하게 실천하려다 부러지는 것보다 한 걸음씩 한 걸음씩 실천하기를 바랍니다. 90kg을 넘는 뚱보에다 위장약을 달고 살았던 제가 할 수 있는 일이라면 당신도 할 수 있다는 점을 분명히 말씀드립니다.

자신의 삶을, 진실에 기반해서 독자적으로 꾸려가는 것이 얼마나 어려운 일인지 저도 잘 알고 있습니다. 제 삶 또한 시행착오의 연속이었음을 고백합니다. 산 음식을 위주로 먹는 습관이 당신의 라이프스타일이 되려면, 경직된 생각 대신 유동적인 생각을 가져야 합니다. 조금만 잘못해도 죄책감을 느끼는 강제적인 방식은 성공할 수 없습니다. 죄책감은 좌절감으로 이어져 '에라 모르겠다'라며 옛날의 편한 인생으로 돌아갈 수밖에 없습니다.

아침을 우걱우걱 먹거나 마트에서 파는 가짜 주스를 마실 때가 있을 것입니다. 단백질과 전분이 섞인 식사를 할 때도 있을 것입니다. 식사와 함께 샐러드를 먹지 않거나 과일이나 샐러드를 전혀 먹지 않고 하루 종일 조리된 죽은 음식만 먹을 때도 있을 것입니다. 그것이 인생입니다. 매 끼니의 복잡한 세부 사항에 얽매이지 마시고 한 방향으로 가겠다는 정신적 끈을 놓치지 않으면 됩니다. 우리 몸은 항상 우리 편입니다. 신(자연) 또한 우리를 질책하기 위해 존재하는 것이 아니라 항상 우리 편이라는 점을 강조합니다. 당신이 살아 있기만 하면 무엇이든 할 수 있습니다. 속도가 아니라 방향이 더 중요합니다.

다이어트의 핵심은 배출이다

우리 인간은 첫째, 음식을 먹고 소화시키며(섭취) 둘째, 영양소를 흡수해서 사용하며(동화) 셋째, 노폐물과 찌꺼기를 제거하는(배출) 3가지 일을 합니다. 저는 첫 번째 책 〈다이어트 불변의 법칙〉에서 이 3주기에 대해 전 세계에서 처음으로 자세히 분석하고 설명한 바 있습니다. 많은 독자의 호응이 있었던 것도 사실입니다. 그런데 소화하고 흡수하고 배출하는 이 3가지 일에는 반드시 주기가 있습니다.

이 3가지 주기는 모두 하루 24시간 내내 진행되지만, 각각의 활동이 가장 왕성한 8시간 주기가 있습니다. 섭취주기는 낮 12시부터 저녁 8시까지이며, 이 시간은 신체가 음식을 가장 효율적으로 섭취하고 소화할 수 있는 시간입니다. 동화주기는 저녁 8시부터 새벽 4시까지이며, 수면 시간 동안 신체는 필요한 것을 추출합니다. 배출주기는 새벽 4시부터 낮 12시까지이며, 몸에서 사용되지 않은 음식 찌꺼기와 신진대사의 노폐물을 모아 제거합니다.

- 배출주기(새벽 4시~낮 12시)
- 섭취주기(낮 12시~저녁 8시)
- 동화주기(저녁 8시~새벽 4시)

우리가 집중해야 하는 것은 배출주기입니다. 살을 빼기 원한다면 몸에서 쓰레기를 밖으로 배출해야 합니다. 태양이 뜨겁고 빙하가 차갑다는 것처럼 명확합니다. 배출주기가 최적의 상태로 작동하면 다이어트의 성공 확률이 확연하게 높아진다는 사실을 저는 강조합니다. 이 점에 대해서는 의심의 여지가 없습니다. 배출주기란 단순히 아침에 일어나서 배변하는 것만을 말하는 것이 아닙니다. 배출주기는 그보다 훨씬 더 중요합니다. 우리 몸의 100조 개에 달하는 세포 하나하나는 그 자체가 매우 활동적인 처리 공장입니다.

각 세포는 필요한 영양분을 섭취하고 수만 가지의 생명 기능을 수행하며 임무를 수행한 후 노폐물을 생성합니다. 그것은 마치 가솔린을 넣은 자동차가 노폐물을 배기가스의 형태로 배출하는 것과 같습니다. '독소 처리 공장'에 속하는 림프시스템은 모든 세포에서 노폐물을 수집하고 분해하여 4개의 배설 기관(장·방광·폐·피부)으로 보내서 몸 밖으로 완전하게 배출하는 작업을 합니다. 림프시스템은 림프액 · 림프관 · 림프구 · 림프 주머니(림프절) 등 다소 복잡한 네트워크로 구성되어 있습니다. 당신은 그것을 몸속에 있는 '독소 처리 공장'이라고 단순하게 생각하셔도 좋습니다. 이 림프시스템에는 림프액이 가득 차 있습니다. 우리가 몸에 상처가 났을 때 피가 난 후에 투명한 진액이 나오는데요, 이것이 림프액이라고 생각하셔도 좋습니다.

얼핏 생각에 우리 몸속의 액체는 대부분 혈액이라고 생각하시겠지만 사실, 혈액보다 림프액이 3배나 더 많습니다. 우리 몸에는 약 5리터의 혈액이 있습니다. 그런데 림프액은 이보다 3배 많은 15리터입니다. 그만큼 노폐물을 제거하는 일이 중요하기 때문입니다. 림프시스템이 완벽하게 작동하지 않으면, 그러니까 노폐물을 분해하는 일이 최고도로 작동하지 않으면 살 빼는 일이 힘들어진다는 말입니다. 아래 두 가지는 꼭 기억하시길 바랍니다.

매일 사망하는 3,000억 개의 세포 ➡ 배출해야 한다.
매일 사용하고 남은 음식물의 찌꺼기 ➡ 배출해야 한다.

지난 30년 넘게 제가 경험한 바로는 체중 감량이 가장 필요한 사람들은 두 가지 문제를 모두 겪고 있었습니다. 첫째, 그들의 림프시스템이 제대로 작동되지 않고 있으며 둘째, 그로 인해서 배출주기의 활동에 장애를 겪고 있었습니다. 비만인들이 대부분 변비와 같은 각종 신체적 어려움을 겪는 이유이기도 합니다. 당신이 살을 빼고 싶다면 반드시 이 두 가지를 해결해야 한다는 점을 강조합니다. 날씬하고 질병이 없는 몸을 갖기 위해서는 음식 습관을 바꾸면 됩니다. 이렇게 간단합니다. 그렇다면 배출주기를 방해하는 요인은 무엇일까요?

당신은 신체의 모든 활동에는 에너지가 필요하다는 사실을 잘 알고 있습니다. 단순히 눈을 깜빡이는데도 에너지가 필요합니다. 계단을 오르거나 장작을 패는 일에도 당연히 에너지가 필요합니다. 인간의 뇌는 이 사용 가능한 에너지의 우선순위를 정하고 필요한 곳에 적절히 분배하는 역할을 합니다. 그렇다면 다른 모든 에너지 소비를 합친 것보다 더 많은 에너지를 소비하는 행위는 무엇일까요? 공부일까요, 운동일까요? 그것은 바로 소화입니다. 당신이 42.195km 마라톤을 하고 나서 30분 후에 어느 정도 두뇌활동(책을 읽는 등)을 할 수 있지만, 목이 차오르도록 음식을 먹고 나서 30분 후에 절대 책을 읽을 수 없는 이유이기도 합니다. 뇌는 우리 신체 에너지의 20% 정도를 사용하지만, 과식 후에는 소화에 너무 많은 에너지가 사용되기 때문에 뇌가 사용할 에너지조차 남아 있지 않기 때문입니다.

당연히 배출주기(새벽 4시~낮 12시까지)에 과도한 음식을 먹으면 몸속의 노폐물을 제거하는 일을 방해하게 됩니다. 청소 시간에 생일파티를 한다고 색종이를 뿌리는 행위와 마찬가지입니다. 비록 당신이 저녁마다 생일파티를 한다고 해도 아침 청소 시간에 청소를 꾸준히 한다면 집 안에 쓰레기가 쌓일 일은 없다는 말입니다. 청소 시간에 생일파티를 하게 되면 청소하는 사람과 파티하는 사람이 뒤섞이고, 청소 물건과 파티 물건들이 부딪히며 집 안이 엉망진창이 되지 않겠습니까?

이제 제가 평생 178cm에 65kg을 변함없이 유지하고, 노출된 지 20년 후에 반드시 죽는다는 고엽제에서 탈출한 방법 중에 가장 중요한 습관 하나를 공개하겠습니다.

"아침에 일어나서 낮 12시까지 과일과 과일 주스 외에는 아무것도 배 속에 넣지 않는 것입니다."

"뭐야?! 아침을 안 먹어요? 미쳤어요? 농담이죠?" 이 책을 덮고 큰소리를 치려는 분들은 진정하시고 제 말을 들어 보시기 바랍니다. '아침 식사는 하루 중 가장 중요한 식사'라고 확신하거나, 가족들과 함께 매일 아침 식사를 즐기는 당신에게는, 제가 선을 넘었다는 것을 알고 있습니다. 이해합니다. 제가 20대 펄펄했던 시절에, 처음 아침 식사를 하지 않는 것이 비만과 질병 치료에 중요하다는 말을 들었을 때, 저 또한 솔직히 말해서 불쾌했습니다. 거의 기절할 뻔했습니다. 스승이 제게 그렇게 말했을 때 저는 속으로 이렇게 중얼거렸던 기억이 생생합니다. '아니, 그건 안 돼요, 아침 식사는 제가 아침·점심·저녁 중 가장 좋아하는 식사 시간입니다…' 실제로 각종 강연에서 이 같은 말을 했을 때 사람들의 반응은 찬반이 엇갈렸습니다. '와, 정말 좋네요. 저한테는 정말 쉬운 일이 될 것 같아요'라는 사람과 '제발 그런 말 하지 마세요. 아침을 먹지 않으니 차라리 도끼로 얼굴을 맞고 싶어요'라는 등 다양한 의견이 있었습니다.

첫째, 아침 식사를 하지 말라는 것이 아니라는 점을 분명히 말씀드립니다. 기존의 전통적인(관습적인) 식사 대신에 자연의 원리에 입각한 아침 식사를 하라고 말씀드리는 것입니다. 둘째, 처음에는 다소 급진적으로 보일 수 있는 이 입장의 근거를 살펴보겠습니다. 낮 12시부터 오후 8시까지의 섭취주기는 신체가 음식을 소화하기 위해 에너지를 할당하는 시간입니다. 음식이 소화된 후에는 필요한 영양소를 추출하고 활용하는 데에도 에너지를 할당하고, 사용하지 않은 영양소를 제거하는 데에도 에너지를 할당합니다. 배출주기(낮 12시까지)가 완료되기 전에 섭취주기를 강제로 작동시키면 노폐물이 축적되는 과정이 지연될 뿐만 아니라 세 주기의 리듬이 혼란에 빠지게 됩니다.

아침에 일어나면 오전 4시에서 낮 12시 사이에는 배출주기가 가장 활발하게 진행되기 때문에, 다른 어떤 활동보다 더 많은 에너지가 필요한 소화 활동이 쉬도록 호모 사피엔스의 몸이 설계되어 있습니다. 소화해야 하는 음식물이 들어오지 않으므로 배출주기는 최대한 효율적으로 작동합니다. 음식물이 위장에 들어오는 순간, 소화를 위해 에너지가 할당되어야 하며, 노폐물 제거라는 중요한 작업을 수행하는 데 사용되던 에너지의 일부가 손실되어 배출주기에 방해를 받는다는 말입니다. 과일은 위장에서 소화 에너지가 거의 필요하지 않습니다. 원하는 과일을 원하는 시간에 원하는 만큼 먹을 수 있으며, 배출주기는 거의 영향을 받지 않습니다.

진실은
항상 처음에 조롱을 받는다

역사에는 처음에는 너무 혁명적이어서 무조건 배척되었다가 진실임이 밝혀지자, 표준 관행으로 자리 잡은 사례들로 가득합니다. 의사들이 수술 전에 손을 씻어야 한다고 처음 제안한 헝가리 의사 이그나즈 셈멜바이스Ignaz Semmelweis는 조롱을 받고 의료업계에서 쫓겨났습니다. 1800년대 중반에는 열병이 있는 환자에게 시원한 물이 해롭다고 믿었기 때문에 시원한 물을 마시지 못했습니다. 목이 너무 아파서 말조차 할 수 없는 아이들은 물을 마시게 해달라고 애원했어도 죽을 때까지 의료계에서 거부당했습니다. 간혹 사망 직전 환자에게 물을 주면 회복하기도 했지만, 여전히 열병 환자에게 물을 주지 않았습니다. 당시의 한 양심 의사는 '건강한 사람에게 그렇게 좋은 것이 왜 아픈 사람에게는 그렇게 나쁜 것인지 알고 싶다'라고 의문을 제기하기도 했습니다.

1900년대 초, 심장마비는 흔한 질병이 되어가고 있었습니다. 당시에는 신체 활동이 심장을 지치게 만든다는 오해가 너무 심해서 신체 활동이 권장되지 않았습니다. 심장병 환자들은 6주 동안 가능한 한 움직임을 최소화한 채 누워 있어야 했습니다. 1924년, '심장학의 아버지'로 불리는 폴 더들리 화이트Paul Dudley White 박사는 미심장협회AHA를 설립했습니다. 그는 심장마비 환자에게 가능한 한 빨리 일어나 매일 걷기 운동을 시작하라고 주장하여 의료계를 놀라게 했습니다. 당시 그의 조언은 기피와 조롱을 받았습니다. 그리고 심장마비 후 환자를 치료하는 가장 좋은 방법으로 걷기가 인정받고 받아들여지기까지 무려 30년이 더 걸렸다는 사실을 아는 사람은 거의 없습니다.

제가 앞에서 몇 가지 예를 들었지만, 우리 인생 전반을 놓고 볼 때 수천수만 가지의 예가 더 있을 수 있습니다. 과거의 관습에 변화가 필요하다는 것을 알면서도 과거에 집착하고 고집하는 사람들이 많다는 것을 저는 알고 있습니다. 아침에 무엇을 먹어야 살이 빠지고 질병이 치유되는지 그 공로를 인정받기까지 30년이 더 걸리지 않기를 바랄 뿐입니다.

당신은 '아침을 든든하게 먹어야 힘이 난다'라는 말을 들으며 살아왔을 것입니다. 이보다 더 터무니없는 말은 없을 것입니다. 이는 마치 몸을 말리려면 강물에 뛰어들어야 한다거나 술이 깨려면 위스

키 한 병을 마셔야 한다고 말하는 것과 같습니다. 음식을 소화하려면 에너지가 필요합니다. 음식물은 식도를 거쳐 소장과 대장으로 넘어가기 전에, 약 3시간 이상 위장에 머무르며 소화하는 과정이 필요합니다. 그래서 식사를 많이 하고 나면 피곤하고 활력이 생기지 않는 것입니다. 너무도 당연한 일입니다. 밤에 죽도록 피곤한 상태로 잠자리에 들었다가 아침에 일어나면, 잠자는 동안 몸이 다음 날을 위해 에너지를 비축했기 때문에 가뿐한 것입니다. 에너지의 원천은 바로 잠자는 동안 축적됩니다. 음식이 에너지로 전환되는 데는 몇 시간이 걸립니다. 익힌 음식으로 '든든히' 먹었는데 곧바로 사용가능한 에너지를 얻을 수 있다는 생각 자체가 우스꽝스러운 일입니다.

7일이면
효과가 나타나는 이유

과일의 당 성분은 이미 단당류(몸에서 거의 또는 전혀 힘을 들이지 않고 포도당으로 변한다는 의미)이기 때문에 식사를 소화하는 데 에너지를 소모하는 대신 빠르게 에너지로 사용할 수 있습니다. 아침에 밥을 먹지 않으면 에너지가 없을 것으로 생각할 수도 있습니다. 소화 에너지를 많이 사용해야 하는 아침 식사 보다 소화 에너지가 필요 없는 아침 식사를 하셔야 합니다. 또한 하루의 연료 에너지는 다른 어떤 음식보다 과일에서 더 순수한 형태로 더 쉽게 얻을 수 있습니다.

서로 반대되는 생각을 가진 두 사람을 찾기는 아주 쉽습니다. TV 토크쇼를 보면 의견이 완전히 다른 사람들의 토론이 전개됩니다. 정오까지 과일만 먹는 것이 비만과 질병 치유에 가장 좋다고 열렬히 확신하는 저만큼이나, 소시지와 달걀을 든든히 먹어야 한다고 확신하는 사람도 있다는 것을 저 또한 잘 알고 있습니다.

간단하고 쉬운 테스트를 통해 스스로 증명해 보겠습니다. 저는 효과적인 다이어트 방법을 찾기까지 몇 년을 좌절감에 빠져 지낸 사람으로서, 한두 달 동안 다이어트를 해도 살이 빠지지 않는 것이 어떤 기분인지 잘 알고 있습니다. 한 달 동안만 해달라고 부탁하지 않겠습니다. 일주일이면 필요한 모든 증거를 확보할 수 있습니다. 오늘부터 일주일이 지나면 무엇이 진실인지 정확히 알 수 있을 것입니다. 다음과 같이 실천해 보시길 바랍니다.

내일 아침에 일어나서 적어도 낮 12시까지 갓 짜낸 무첨가 과일 주스나 신선한 과일만 섭취하십시오. 원하는 만큼 자주 먹어도 됩니다. 소량으로도 충분합니다. 제한은 없습니다. 어떤 종류의 과일이나 무첨가 주스도 괜찮습니다. 단 과일과 무첨가 주스만 섭취하고 다른 음식은 절대 섭취하지 않아야 한다는 단 한 가지 규칙을 지켜야 합니다. 단 한 가지 예외는 물을 마시고 싶은 경우인데, 물론 이 역시도 괜찮습니다. 마트에서 파는 과일 통조림이나 시중의 주스보다는 아무것도 먹지 않는 것이 더 건강에 좋습니다. 일주일, 7일 동안만 실천해 보십시오.

낮 12시부터는 평소에 먹던 음식을 그대로 드셔도 좋습니다. 이렇게 하면 일주일이 끝날 때, 오전에 과일과 주스만 먹었기 때문에 어떤 변화가 생겼는지 확인할 수 있습니다. 8일째 되는 날부터는 예전에 하던 대로 풍성한 아침 식사를 하십시오. 평소 먹던 아침 식사를 그대로 먹어도 됩니다. 그리고 이전의 일주일과 이후의 일주일을 비교해 보십시오. 저는 결과를 이미 알고 있습니다.

제가 '산 음식으로 비만과 질병을 치유하라'는 메시지를 30년 넘게 전파하는 동안 전 세계에서 수많은 편지를 받았는데 가장 많은 편지는 과일을 올바르게 먹었을 때의 효과에 관한 것이었습니다. '낮 12시까지 과일만 먹은 후 제 삶이 바뀌었습니다'라는 글들이었습니다. '처음에는 도전이었지만 이제는 낮 12시까지 과일 외에 다른 것을 먹는다는 것은 상상할 수 없었습니다', '가끔 흔들리기도 했지만, 낮 12시까지 과일만 먹는 것은 일종의 종교가 되었습니다', '아침의 과일과 주스는 저에게 신의 선물이었습니다'….

분명한 결과가 습관을 바꾼
마이클과 바바라 이야기

아침 과일과 무첨가 주스에 대한 이야기로, 이보다 더 멋진 이야기는 없을 것입니다. 어린 자녀 둘을 둔 30대 후반의 부부에 관한 이야기입니다. 부모인 마이클Michael과 바바라Barbara는 모두 농장에서 자랐고, 매일 아침 '든든한 아침 식사'를 먹는 습관을 실천하며 자랐습니다. 모두 건강에 특별한 문제는 없었습니다. 두 사람 모두 약간 과체중이었고 두통과 감기가 있었지만 심각한 정도는 아니었습니다. 남편은 매일 출근했고 아내는 어린 자녀 둘을 돌보느라 더 많은 에너지가 필요했으나 큰 문제는 없었습니다. 두 사람 모두 매일 시간을 내 운동을 했고, 아이들과 고기·생선·계란·우유·패스트푸드 등 표준적인 미국식 식단을 먹었습니다. 살은 쪘지만 그렇다고 봐주기 힘들 정도는 아니었습니다.

바바라는 〈다이어트 불변의 법칙〉을 실천한 후 비만과 질병에서 해방된 친구의 권유로 로스앤젤레스에서 열린 제 강연회에 참석하게 되었습니다. 모든 것이 처음이었기 때문에 제가 추천하는 방식이 기존의 습관과 너무 달라서 다소 당황스러워했습니다. 그러나 그녀는 아침에 과일만 먹는다는 아이디어가 합리적이라는 사실을 깨닫게 되었습니다. 단순히 그냥 지식으로 안 것이 아니라 '깨달았다'라는 사실이 중요합니다. 단순한 지식은 지속 가능한 실천으로 이어지기 힘들기 때문입니다.

항상 아침을 든든하게 먹었지만, 오전과 오후 내내 피곤한 이유가 아침 식사 때문은 아닌지 점차 의문이 들었습니다. 그녀는 일주일간 시험해 보기로 결심하고 남편과 상의했습니다. 남편은 단호하게 반대했습니다. 그가 고집쟁이였던 것은 아닙니다. 그는 아내에게 헌신적이었고 아내가 자신의 삶에 대해 어떤 결정을 내리든 전적으로 지지하는 남편이었습니다. 그러나 그는 아침에 즐겨 먹던 풍성한 식사를 포기하지 않았습니다. 할 수 없이 바바라는 혼자 시도해 보았습니다.

일주일간의 테스트가 끝난 후 바바라는 놀랍도록 높아진 에너지 수치에 깜짝 놀랐습니다. 7일 동안 아침에 과일과 과일 주스를 먹은 후 그녀는 완전히 달라졌습니다. 뱃살이 들어가고 잦은 기침도 사라졌습니다. 그녀는 자신의 성공을 바탕으로 남편에게 한번 시도해 보라고 말했습니다. 그녀의 간청에도 남편은 귀를 기울이지 않았습니다. 남편은 아내의 변화에 진심으로 기뻤지만, 든든한 아침 식사는 포기하고 싶지 않았습니다. 일주일 동안의 변화에 고무된 바바라는 점심과 저녁에도 살아있는 음식을 먹기 시작했습니다. 그녀의 삶은 변화했습니다. 그녀는 수년 동안 씨름했던 체중과의 전쟁에서 승리해서 3달 동안 10kg을 감량했습니다. 그녀의 에너지는 최고조에 달했고, 가끔 겪던 작은 통증들도 사라졌습니다. 피부는 아이처럼 맑아졌고 머리카락은 더욱 윤기가 났으며 손톱은 더 튼튼해졌습니다. '음식이 바뀌면 영혼이 바뀐다'라는 명제를 실천으로 증명해 냈습니다. 성격도 밝고 긍정적으로 변했던 것입니다.

남편 마이클은 당연히 이러한 변화를 눈여겨보고 고민하기 시작했습니다. 어느 날 아침 두 아이 중 큰아이가 "오늘은 아침으로 과일만 먹어도 돼요?"라고 물었습니다. 그 순간부터 마이클은 아내가 하던 대로 모든 것을 실천하기 시작했고 놀라운 변화가 일어났습니다. 살이 빠지고 에너지도 넘쳤으며 통증은 사라졌고 성격 또한 더 밝아지기 시작했습니다. 아침에 우유에 시리얼을 넣어 먹는 것에 익숙했던 아이들조차도 건강과 성격이 변했습니다. 그야말로 가족 전체가 변하게 된 것입니다. 저는 가족 모두를 제 사무실에서 만났는데, 장밋빛 뺨을 가진 그들의 삶에 대한 활기가 느껴졌습니다. 제가 세상을 변화시키기 위해 헌신해 온 일에 대한 보람을 가장 잘 느끼게 해주는 일 중 하나였습니다.

과일은 공복에 먹어야
효과가 있다고?

과일과 관련된 또 다른 아이러니가 있습니다. 대부분의 사람은, 과일을 먹는 올바른 방법과 잘못된 방법이 있다는 것을 잘 모르고 있다는 사실입니다. 앞서 말씀드렸듯이 올바른 과일 섭취 방법을 배우는 것은, 저를 비롯한 수천수만의 사람들이 지금까지 배운 가장 중요한 식습관 교훈이었습니다. 두 가지를 꼭 기억하십시오. 첫째, 모든 과일과 과일 주스는 조리 · 가열 · 가공 · 정제 · 저온 살균 등 어떤 방식으로도 변형하지 않은 자연 상태 그대로 섭취해야 합니다. 둘째, 과일은 소화를 위해 위장에서 시간이 필요하지 않다는 독특한 특성 때문에 공복에 단독으로 섭취해야 합니다.

이 책은 단순히 살을 빼는 것을 목적으로 하는 책이 아니라, 생명의 원리에 관한 책이라는 점을 기억하십시오. 살아있는 몸에는 살아있는 음식을 공급해야 합니다. 앞에서 말씀드렸듯이 열은 생명을 완전히 죽입니다. 식물이나 동물 등 지구상의 모든 생명체의 생명은 전적으로 효소(엔자임)의 상태에 달려 있습니다. 효소가 온전하면 생명은 계속됩니다. 효소가 죽으면 생명은 멈춥니다. 음식을 조리하는 데 필요한 열은 효소를 완전히 죽이는 데 필요한 열(섭씨 54도부터)을 훨씬 초과한다는 사실을 기억하십시오. 조리하거나 가열한 과일을 먹거나 시중의 상업용 과일 주스를 마시면 효소의 가치가 없어질 뿐만 아니라 오히려 몸에 해롭습니다.

우리 몸의 산과 알칼리 균형을 나타내는 신체의 pH에 대해 잘 알고 계실 것입니다. 0에서 14까지의 척도에서 0은 순수 산성이고 14는 순수 알칼리성입니다. 7은 중성을 나타내는데 인간의 혈류는 약 7.35~7.45pH로 조절합니다. 다시 말해, 우리 혈액은 약알칼리성이며, 우리의 건강은 혈액이 이 상태를 유지하는 데 달려 있습니다. 여유는 매우 적습니다. 중간 상태인 7 이하 산성으로 떨어지는 것만으로도 치명적일 수 있습니다. 표준 미국식 식단[SAD]은 주로 산성을 형성하는 식단으로, 이는 미국인의 비만과 질병의 가장 큰 원인입니다.

과일은 이 지점에서 특별함을 더합니다. 거의 모든 과일은 알칼리성이므로 몸 안의 산성을 중화시킵니다. 모든 과일이 알칼리성이라고 언급할 때마다 사람들이 가장 먼저 하는 말이 '오렌지 · 자몽 · 파인애플 · 레몬은 어때요?'입니다. 모두 산성 과일이 아니냐고 반문입니다. 산성이 강한 과일은 맞습니다. 그러나 이 과일도 침에 섞이고 위액에 섞이면서 모두 알칼리성으로 변한다는 사실을 아는 사람은 많지 않습니다. 열을 가하지 않는 한 모든 과일은 몸 안에 들어가면 알칼리성이 된다는 사실을 잊지 마십시오. 이 알칼리성으로 변한 음식이 산성 음식(고기·생선·계란·우유·정제 탄수화물 등)과 섞이면서 복잡한 일들이 일어납니다.

어떤 방식으로든 열을 가하면 과일과 과일 주스는 문제를 일으킵니다. 아주 단순히 '자연 그대로 먹어라'라는 원리만 명심하면 됩니다. 당신은 특별히 하버드대학을 갈 필요도 없고 의사가 될 필요도 없습니다. 자연에서 가장 완벽한 식품을 둘러싸고 골치 아픈 상황을 만드는 쓸데없이 학구적인(?) 전문가들이 많다는 사실을 저 또한 잘 알고 있습니다. 제가 그들과 싸우느라 많은 시간과 체력을 소모한 것도 사실입니다.

어떤 음식이 가장 진실한 음식인지 알아내는 방법은 아기에게 테스트하는 것입니다. 성장과 발달이 중요한 시기에 아기가 잘 먹고 잘 자란다면 그 식품은 승자가 된 것입니다. 제가 여기서 말하는 음식은 무첨가 오렌지주스입니다. 어떤 이유로 모유 수유를 할 수 없는 엄마에게 무첨가 오렌지주스를 먹이면 아기가 잘 자란다는 사실은 지난 100년 동안 알려져 왔습니다.

저는 모유 수유를 전혀 할 수 없거나 일주일이 지나도 모유가 나오지 않는 여성들을 알고 있습니다. 그들은 아기에게 신선한 무첨가 오렌지주스를 먹였고, 분유를 먹는 아이들을 괴롭히는 각종 고통에서 해방되어 든든하고 건강하게 자랐습니다. 사과·포도·멜론 등 다른 주스도 제공되었지만 오렌지주스가 가장 좋았습니다. 당연히 열로 살균한 시중의 상업용 주스가 아니라 오렌지에서 갓 짜낸 신선한 것이어야 합니다. 저온 살균은 비록 저온이라는 이름을 달고 있다고 하더라도, 생명체가 살아남을 수 없을 정도의 높은 열로 가열합니다. 따라서 몸에 해로운 산성 음식으로 변합니다. 무첨가 오렌지주스는 아기뿐만 아니라 모든 인간에게 완벽한 아침 음료의 상징입니다.

오전 과일을 실천할 때 명심해야 할 12가지

1. 아침에 일어났을 때 소화 기관을 씻어내기 위해 물 한 잔을 마시는 것은 큰 도움이 됩니다. 여기에 레몬을 짜서 레몬수를 마시면 100점 만점에 200점입니다.

2. 모든 과일과 과일 주스는 신선해야 합니다. 마트에서 파는 저온 살균 주스는 절대 안 됩니다.

3. 정오까지 원하는 만큼 먹어도 됩니다. 소량의 과일만 먹어도 괜찮고 더 이상 먹고 싶지 않으면 그만 먹어도 좋습니다. 다양한 과일이나 과일 주스를 먹어도 좋고 한 가지만 먹어도 좋습니다. 어느 쪽이든 괜찮습니다. 자신에게 가장 적합한 방법을 찾아서 그렇게 하십시오.

4. 모든 말린 과일(무화과 · 파인애플 · 망고 · 파파야 · 사과 · 살구 ·

바나나 · 건포도 · 대추 등)은 여기에서 제외됩니다. 마트에서 파는 상업용으로 건조된 과일은, 수분이 많은 과일보다 농축되어 위장에 더 오래 머무릅니다. 그래서 포만감을 더 오래 느낄 수 있지만 아질산염이나 이산화황과 같은 화학물질이 첨가된다는 점을 명심하십시오. 말린 과일은 먹지 않는 것이 중요합니다. 그러나 점심과 저녁 시간에 먹고 싶다면 자연 건조 과일만 섭취하십시오. 식품 포장에 다음과 같이 표시되어 있습니다. 햇볕에 말렸는지, 탈수되었는지, 아질산염이나 이산화황이 함유되어 있는지 포장지에서 확인할 수 있습니다. 건강식품 매장에는 보통 자연 건조 과일이 있습니다. 말린 과일은 수분 함량이 높은 생과일에 비해 농축되어 있기 때문에 아주 소량만 섭취하는 것이 중요합니다.

5. 어떤 사람들은 아침에 물만 마셔도 괜찮은지 궁금해합니다. 물도 좋습니다. 그러나 제가 과일이나 과일 주스를 추천하는 이유는 그것이 청소 음식이기 때문에, 배출주기에 몸속의 노폐물을 배출하는 데 물이 '좋음'이라면 과일은 '최우수로 좋음'이기 때문입니다.

6. 수분이 대부분인 무첨가 주스를 마신 후에는 약 10~15분 경과 후에 다른 음식을 섭취하시고, 과일을 먹은 후에는 30~40분 정도 기다렸다가 다른 음식을 먹어야 합니다. 말린 과일을 먹은 후에는 약 40분 정도 기다려야 합니다. 과일 이외의 다른 음식을 먹은 후에는 최소 3시간 이상 기다렸다가 다시 과일을 먹거나 주스를 마셔야 합니다. 그러나 드레싱(병에 들어 있는 상업용)을 섞어 생채소를 샐러드

로 드신 경우에는 약 20~30분 후에 과일을 드실 수 있습니다. 간식으로 또는 자기 전에 과일을 드시려면 조리된 음식을 드신 후 최소 3시간, 샐러드를 드신 후 1시간 30분~2시간이 지난 후에 드셔야 합니다.

셰이크도 추천합니다. 냉동 과일(껍질 벗긴 바나나·사과·딸기 등)을 믹서에 넣어 만들 수 있습니다. 맛있는 셰이크가 완성됩니다. 셰이크의 농도는 사용하는 냉동 과일의 양에 따라 달라집니다. 어떤 사람들은 상온의 바나나를 좋아하는데, 이는 취향의 문제일 뿐입니다. 셰이크로 만들 때는 냉동 과일도 좋습니다. 아이들이 특히 좋아합니다. 저는 이런 간식을 먹지 않는 날이 거의 없습니다.

7. 주스(또는 스무디)를 마실 때는 꿀꺽 삼키지 않는 것이 매우 중요합니다. 천천히 마셔야 합니다. 오렌지주스 한 잔을 두 번에 걸쳐 크게 마시는 것은 건강에 좋지 않으며 위장을 상하게 할 수 있습니다. 한입에 한 모금만 드시고, 입안에서 한 번 휘저어 침과 섞은 다음 삼키십시오. 저는 항상 주스를 '씹듯이' 마시라고 강조합니다.

8. 낮 12시 이후에 주스를 계속 마셔도 괜찮은지, 아니면 12시부터 다른 음식을 먹어야 하는지에 대한 질문을 많이 받아왔습니다. 저는 항상 '야생동물은 배부르면 먹지 않는다'라고 강조합니다. 야생의 호랑이도 배가 부르면 잡은 토끼와 장난을 칠 뿐 먹지 않습니다. 허기를 양념으로 삼기를 바랍니다. 배가 고프지 않다면 다른 음식을 먹을 필요는 없습니다. 저를 포함한 많은 사람이 저녁 식사 때까지 과일과 과일 주스만 먹는 경우가 많습니다. 때로는 과일 외에 음식을

먹고 싶지 않을 때도 있기 때문입니다. 배가 고프지 않은데 때가 되니 꼭 먹어야 한다고 생각하는 것은 상업자본주의의 잘못된 교육 때문입니다. 이렇게 하다 보면 하루 종일 과일과 과일 주스만 먹는 날도 있는데, 그런 날은 정말 에너지 넘치는 날입니다. 시간이 지나면 저절로 알게 될 것입니다. 지금은 낮 12시까지 과일을 섭취하는 데 집중하고 나머지는 자연스럽게 익숙해지도록 노력하시면 됩니다.

9. 낮 12시까지 과일을 먹기 시작하고 점심과 저녁에도 과일을 자주 먹으면 소변을 더 자주 보게 됩니다. 소변 색깔도 탁한 것에서 물처럼 맑은 것까지 다양해집니다. 아주 좋은 일입니다. 수분 함량이 높고 노폐물 배출에 최적의 음식인 과일이 몸속의 독소와 찌꺼기를 씻어내기 시작할 것입니다. 상업자본주의를 사는 우리 어리석은 인간은, 이 현상을 의심스럽게 바라보도록 잘못 훈련되어 있습니다.

인간의 몸은 끊임없이 변하는 역동적인 것인데, 보통 때와 다르면 마치 큰일이 난 것처럼 두려워해서 빨리 '가까운 병원이나 의사를 찾도록' 훈련되어 있습니다. 잦은 소변이 당뇨병의 징후라며 하얀 가운의 전문가들이 자주 말한다는 사실도 저는 잘 알고 있습니다. 혈액에 당이 많으면 우리 몸은 이를 정화하려고 물을 더 많이 마시게 되고 당연히 소변으로 배출합니다. 이것 역시 몸의 자정작용입니다. 과일이나 과일 주스를 더 자주 마시고 더 자주 소변을 본다는 것은 지금 우리 몸이 '스스로 노폐물을 배출하는 특급처방'을 하고 있는 셈이니 안심하셔도 됩니다.

10. 어떤 사람들은 과일을 먹고 싶지만 조금만 먹어도 배가 아프고 설사를 한다고 말합니다. 노폐물 청소를 전문으로 하는 과일은 입구에서 외면받습니다. 바닥이 진흙으로 덮여 있어서 물로 청소하면 구정물이 나오는 것은 당연한 일 아니겠습니까? 과일은 장에 닿자마자 독소로 가득 찬 몸의 노폐물을 제거하기 위해 작동합니다. 설사는 우리 몸이 스스로 청소하고 정화하려는 자연치유의 반응입니다. 설사가 나오는데 설사를 멈추는 지사제를 먹는 행위는, 물로 청소해서 나온 구정물을 다시 몸속으로 집어넣는 참으로 어리석은 행위입니다. 2~3일 또는 일주일 정도는 약간의 불편함을 느낄 수 있습니다. 구정물이 밖으로 빠지면 집 안이 깨끗해지는 것처럼 몸과 영혼의 상쾌함이 소리 없이 찾아올 것입니다.

11. 3가지 신체 주기를 확실하게 이해했는데도 몇 가지 의문이 생길 수 있습니다. 저녁 식사 후, 그러니까 동화주기에 접어드는 오후 8시 이후에 과일을 먹는 것은 어떨까, 하는 것입니다. 저는 개인적으로 저녁 식사를 하기에 가장 좋은 시간은 오후 6시~7시라고 생각합니다. 저녁 늦게 무언가를 먹고 싶다면 동화주기에서 에너지를 빼앗지 않도록, 잠들기 전에 과일을 드시는 것은 그렇게 나쁘지 않습니다. 그러나 조리된 음식을 먹은 후 과일을 먹으려면, 최소 3시간 이상 기다려야 한다는 사실은 잊지 말기를 바랍니다. 밤늦게 익힌 음식을 먹고 잠을 자면 신체는 잠자는 시간 동안 소화에 많은 에너지를 소비하게 됩니다. 이것이, 많은 사람이 아침에 졸린 상태로 깨어나는 주

된 이유입니다. 밤늦게 식사하고 아침에 일어나서 다시 식사한다는 것은, 쓰레기 배출구에 커다란 진흙더미를 내던져서 배출구를 막는 것과 하나도 다르지 않습니다.

쓰레기를 배출하는 음식이 아니라 쓰레기를 쌓아 놓는 음식을 계속 먹으면 피로가 누적됩니다. 하얀 가운의 전문가들은 이를 만성피로증후군Chronic Fatigue Syndrome이라고 이름을 붙였습니다. 이 말은 만성적으로Chronic 피로가 누적되는Fatigue, 인과관계가 확실치 않은 증상Syndrome이라는 뜻입니다. 여기에서 증후군이란 '인과관계가 확실치 않아 특정 병명으로 부르기에는 곤란한 것'을 말합니다.

이 증후군이라는 말이 등장하면서 의료계와 제약업계는 사업을 확장하기 시작했습니다. '확실하지도 않고 특정한 병이 될 수 없는 것들'을 묶으면 그것 역시 질병이 되고 치료제가 등장하고 수입이 늘어나기 때문입니다. 과민성대장증후군·혈관염증후군·생리전증후군·대사증후군·파킨슨증후군 등이 끊임없이 펼쳐집니다. 이제 기침증후군이나 콧물증후군이 나오지 않으리라는 보장도 없습니다. 기침이나 콧물은 몸속의 노폐물을 몸 밖으로 배출하는 정화의 과정인데 거기에다 증후군이라는 병명을 가져다 붙이면 신체의 모든 증상이 질병이 되는 셈입니다. 100년 전에만 해도 수십 가지에 불과했던 질병의 숫자가 벌써 4만 개를 넘어선 이유입니다.

12. 살충제 때문에 과일과 채소에 대해 불안감을 느끼는 사람들이 얼마나 많은지 놀랄 때가 많습니다. 미국인이 섭취하는 모든 식품

중에서, 과일과 채소에서 나오는 화학물질이 차지하는 비중은 10% 미만에 불과합니다. 90% 이상이 동물성 식품에서 나옵니다. 공장식 축산 농장의 동물들은 치명적인 항생제 범벅인 사료를 먹어 화학물질의 농도가 위험할 정도로 높습니다.

공장식 축산 농장에서 나오는 육류의 위험성은 당신도 잘 알고 있을 것이니 생선, 그중에서 연어를 예로 들어보겠습니다. 당신은 선뜻 믿기 힘들 것입니다. 강물을 거슬러 올라 번식하는 연어는, 곰들이 동면에 들어가기 전 살을 찌우는 자연의 선물처럼 포장되어 있습니다. 그러나 매스컴의 광고와는 달리 그 연어가 대부분 양식 연어라는 사실을 아는 사람은 많지 않습니다.

양식 연어는 콩과 생선 등을 섞어 만든 인공적인 사료를 먹고 자랍니다. 너무나 부자연스러운 인공의 먹이를 먹은 탓에 연어 살이 분홍색이 아니라 우중충한 회색빛을 띱니다. 야생 연어의 살이 분홍색인 것은 크릴새우라 불리는 아주 작은 갑각류 동물을 먹기 때문입니다. 양식업자들은 연어 특유의 분홍색을 내기 위해 분홍색 염료인 아스타잔틴Astaxanthin이라는 화학 물질을 사용합니다. 또한 이 연어들은 폐쇄된 어장에서 양식되기 때문에 항생제를 '듬뿍' 먹고 자란다는 사실은 이미 공공연한 비밀이 된 지 오래입니다. 현재 우리의 식탁에 올라오는 양식 연어와 자연산 연어의 비율이 300대 1이라는 보고도 있습니다. 세상에는 믿을 것이 그리 많지 않습니다.

생선뿐 아니라 고기 · 생선 · 계란 · 우유 · 유제품에 대해 아무도 문제를 제기하지 않습니다. 사람들이 우려하는 바로 그 화학물질의 90% 이상이, 열을 가한 공장음식과 동물성 식품에서 나온다는 말입니다. 채소와 과일의 경우 잘 씻어 먹으면 큰 염려는 없습니다. 소비자 단체들의 항의에 힘입어 정부에서 각종 규제를 엄격히 실행하기 시작했기 때문입니다. 그래도 염려되신다면 가능한 유기농으로 재배된 농산물을 구입하시길 바랍니다.

| 5장 |

당신이 살찌는 이유

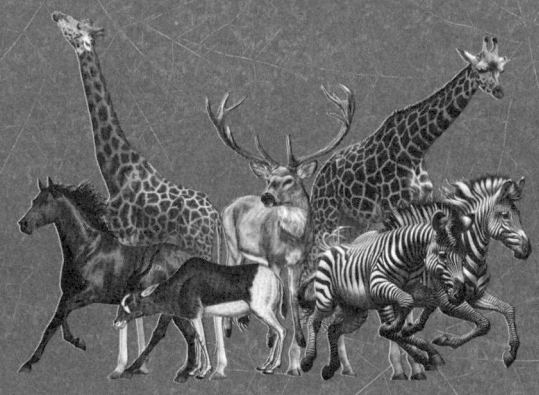

인간의 몸은 하루에 50% 정도를 기초 대사에 사용하고,
20% 정도를 신체활동 대사(걷기 및 운동 등)에,
그리고 소화에 20~30% 정도를 소비합니다.
당신이 과일과 채소를 하루 종일 먹게 되면 소화 에너지로
10% 이하를 사용하게 됩니다.

먹기 위해 사는
동물은 인간이 유일하다

　세상에는 많은 종교가 있는데 이슬람은 돼지고기를 먹지 않고 불교는 채식을 추구합니다. 그런데 인도에는 자이나교Jainism라는 특색있는 종교가 있습니다. 현재 약 700만 명의 자이나교도들이 3,000년 전통의 비폭력 정신을 실천하며 살고 있습니다. 마하트마 간디 또한 자이나교의 지지자였습니다. 자이나교도들은 어떤 상황에서도 크든 작든 어떤 생명체에게도 해를 끼치는 행위를 하지 않습니다. 모든 생명체와 평화롭고 조화롭게 사는 것이 그들의 종교입니다. 정통파들은 우리가 숨을 들이마실 때 눈에 보이지 않는 작은 벌레가 입으로 들어와 죽을 수 있으므로 코로만 숨을 쉬기도 합니다. 놀랍게도 그보다 더 엄격한 자이나교도들이 있는데 비폭력의 개념을 극한까지 끌어 올린 사람들입니다.

그들은 식물을 포함하여 살아있는 모든 것을 죽이지 않는데 이는 음식 선택의 폭을 심각하게 좁힙니다. 과일과 채소라고 해도 현재 살아 있는 것들은 먹지 않습니다. 생명을 존중하기 때문입니다. 그러나 삶을 완성한 후 죽음 직전에 신이 인간에게 하사한 음식이 있으니, 더 이상 자랄 수 없게 되어 지상에 떨어진 과일입니다. 시들거나 죽어서 떨어진 포도나 사과가 그것들입니다. 엄격한 자이나교도 중에는, 자주 찾는 나무에서 과일이 떨어지지 않는 날에는 아무것도 먹지 않는 사람들도 있습니다. 제가 그런 자이나교도라면 나무 위에서 미친 오랑우탄처럼 나뭇가지를 거칠게 흔드는 모습을 볼 수 있을 겁니다.

우리가 자이나교도들처럼 살 수는 없지만 최소한 생각하면서 먹자는 뜻에서 예를 들었습니다. 우리 어리석은 인간들은 아무 생각 없이 먹습니다. 동물해방을 외치면서 스테이크를 먹고, 비건을 외치면서 화학적으로 합성된 비건식(인간이라는 동물을 죽이는)을 합니다. 동물해방이나 비건을 외치는 사람은 비교적 정신이 깨인 분들입니다. 일반적인 사람들은 아무 생각 없이 매스컴에서 주장하는 대로 따라 먹습니다. 그것이 맛있기만 하면 상관없습니다. 지구상의 모든 야생동물이 살기 위해서 먹는 데 반해 인간은 맛이라는 미각을 쫓아갑니다. 비만과 질병이라는 인간의 비극은 여기에서 시작됩니다.

우리 몸에 해로운 물질이 들어오지 못하도록 우리 몸을 보호하는 가장 중요한 첫 번째 방어선은 바로 '유전적으로 진화해 온 감각'

이라고 할 수 있습니다. 썩은 고기의 냄새를 맡고 2km 밖에서 달려오는 늑대는 '유전적으로 진화해 온 감각', 즉 후각에 의지해 생명을 유지합니다. 육식동물인 늑대는 굶어 죽기 직전의 상태가 아니면 과일은 거들떠보지도 않습니다. 그러나 침팬지나 인간(침팬지와 유전자가 99% 동일한)과 같은 영장류들은 시각과 후각을 동시에 의지해서 생명을 유지합니다. 썩은 고기는 시각적으로나 후각적으로나 혐오감을 느껴 고개를 돌립니다. 과일은 이와 정반대되는 음식입니다. 잘 익은 복숭아의 달콤한 향기만큼 향긋하고 유혹적인 것이 있을까요? 더운 날에 갓 잘라낸 수박 한 조각의 감미로운 맛을 능가하는 것이 있을까요? 과일이 이처럼 높은 점수를 받으며 오감의 테스트를 통과하는 것도 중요하지만, 그것은 옷자락에 불과할 뿐 그 이상의 것이 있습니다.

인간을 포함한 지구상의 모든 동물이 음식을 먹는 이유는 '살기 위해서'입니다. 이것이 일차적인 목적입니다. 인간 세상에는 먹을 수 있는 음식의 종류가 끝없이 많아서 일차적인 목적을 잊어버리는 경향이 있습니다. 인간은 동물이라는 생명체입니다. 모든 생명체는 생명을 유지하기 위해 음식을 먹어야 합니다. 그런데 신(자연)은 인간에게 미각을 선물하여 생명 유지에 더하여 먹는 즐거움까지 부여했습니다. 인간에게 미각이 없다면 모든 음식이 똑같이 보일 것입니다. 음식을 온전히 즐길 수 있는 미각이 있다는 것은 큰 선물이지만, 이것은 즐거움과 함께 고통의 원천이 되었습니다. 인간의 몸이 생존하는 데 필요한 영양소는 거의 고려하지 않은 채 미각만을 만족시키기 위해 음식을 선택하는 경향이 너무 흔해졌습니다. 바로 이 미각 만족 덕분에 비만과 질병의 문제에 인간이 맞닥뜨리게 되었다는 말입니다.

뇌의 연료는
포도당이라는 점을 명심하자

　인체 중에서 가장 많이 연구되었지만 가장 덜 이해된 기관은 뇌입니다. 뇌를 이야기하지 않고 인간을 논하는 것은 불가능합니다. 인간의 몸에 있는 100조 개의 세포 중에서 뇌의 명령을 받지 않는 세포는 하나도 없습니다. 뇌 연구에 평생을 바쳐온 과학자들은 이 놀라운 뇌를 완벽하게 이해하는 것은 불가능하다고 말합니다. 가령 지구상의 인구를 통제하는 관제탑이 있어도, 80억 명을 똑같이 생각하고 행동하도록 통제하는 것은 불가능합니다. 그런데 실제로 뇌는 100조 개에 달하는 세포 하나하나의 활동을 조율하여 서로 완벽하게 조화를 이루도록 관리합니다.

　현존하는 어떤 컴퓨터도 뇌가 수행하는 천문학적인 수의 기능을 수행할 수 없습니다. 뇌는 신체의 모든 활동을 감독하며 통제합니다.

심장은 하루에 10만 번 피를 펌프질합니다. 4kg의 혈액을 14만km가 넘는 혈관을 통해 보내고, 모든 장기는 다른 모든 기관과 협력하여 정밀하게 작동하며, 체온을 유지하고 균형을 유지하고, 음식을 소화하고 영양분을 추출하며 노폐물을 제거합니다. 호흡을 통해 모든 세포에 산소를 공급하고, 모든 감각이 작동하게 하고, 면역계와 신경계와 근골격계가 제 역할을 수행케 합니다. 일일이 열거하기 어려울 정도로 많은 활동이 매 순간, 하루 24시간, 거의 100년 가까이 정밀하게 수행되고 있습니다. 정말 놀랍지 않습니까?

뇌가 최적의 효율을 발휘하는 데 필요한 연료가 무엇이든, 가장 순수하고 가장 효율적으로 형태로 공급되어야 한다는 데에 당신은 동의하십니까? 그렇다면 뇌라는 엔진에 불을 붙이는 데 필요한 연료는 무엇일까요? 한마디로 당, 즉 포도당입니다. 포도당·자당·과당(글루코오스·스쿠로오스·프룩토오스) 등 오스^{ose}로 끝나는 단어는 모두 당의 일종입니다. 이 중에서 뇌가 연료로 필요로 하는 당은 포도당인데 이는 뇌가 사용할 수 있는 유일한 연료입니다. 포도당은 단백질을 직접 태울 수 없고, 지방을 직접 태울 수 없으며, 전분을 직접 태울 수 없습니다. 체내로 섭취되는 모든 영양소는 포도당으로 분해되어야만 뇌에서 사용할 수 있습니다. 모든 영장류가 그렇듯이 호모 사피엔스가 이 '단 것'을 좋아하는 이유는 그 유전적인 성향이기 때문입니다. 그렇다면 포도당을 얻기 위해 에너지를 가장 적게 소비하면서 뇌에 가장 좋은 포도당 공급원을 제공하는 것은 무엇일까요?

영양의 3요소는 단백질·지방·탄수화물을 말합니다. 단백질의 주요 용도는 생체 조직을 만들고 복구하고 유지하는 것입니다. 지방은 장기의 열을 만들고 추위로부터 단열 작용을 하며 지용성 비타민 A·D·E·K를 조절하는 일 등을 합니다. 체내에서 탄수화물의 유일한 용도는 연료 에너지입니다. 인체는 생명의 모든 과정을 수행하는 데 필요한 연료 에너지를 얻기 위해 탄수화물을 섭취하도록 설계 및 제작되었으며, 탄수화물 없이는 모든 신체기능을 수행할 수 없습니다.

음식물을 포도당으로 전환하여 뇌가 포도당에 접근하는 길고 복잡한 과정에 대한 설명은 생략하겠습니다. 그러나 한 가지 단어는 꼭 숙지해야 합니다. 그 단어는 당질입니다. 짧고 간단하게 설명하겠습니다. 당질은 탄수화물의 다른 말입니다. 당질은 3가지로 분류할 수 있습니다. 탄수화물 분자가 1개인 단당류, 탄수화물 분자가 2개인 이당류, 탄수화물 분자가 3개 이상인 다당류입니다. 뇌는 모든 당질 중에서 가장 단순하고 복잡하지 않은 단당류만 사용할 수 있습니다. 그리고 뇌는 어떤 음식도 가장 단순한 형태인 단당류로 분해되기 전까지는 연료로 사용할 수 없습니다. 여기까지가 기술적인 내용입니다.

당신은 이제, 뇌가 에너지를 생성하는 데 사용할 수 있는 유일한 연료는 포도당이라는 당의 한 형태라는 사실을 알았습니다. 포도당은 단당류입니다. 모든 음식은 탄수화물의 공급원이지만, 신체가 어떤 음식이든 포도당(단당류)으로 전환하는 데 드는 노력과 에너지가 적을수록 더 좋습니다. 단백질과 지방을 사용할 수 있지만, 먼저 탄수화물로 전환된 다음 단당류로 전환되는 간접적인 방식으로만 사용할 수 있습니다. 그리고 이것은 탄수화물 섭취가 불충분할 때만 발생합니다. 우리 인간은 생존을 위해 탄수화물을 반드시 섭취해야 한다는 사실을 절대 잊어서는 안 됩니다.

저탄고지와 단백질 다이어트는
왜 위험한가?

　인간을 포함한 모든 동물의 일차적 목적은 생존입니다. 이차적 목적인 번식 또한 생존해야만 가능한 일입니다. 당연히 인간은 자기 생명을 보호하는 생존 메커니즘을 갖추고 있습니다. 탄수화물이 부족한 비상 상황에서도 생존을 위한 준비가 되어 있습니다. 단백질과 지방을 탄수화물로 전환하는 시스템이 그것입니다. 그런데 단백질과 지방을 탄수화물로 전환하는 과정에 엄청난 에너지가 소모된다는 점을 아는 전문가는 많지 않습니다. 단백질과 지방을 탄수화물로 전환하는데 에너지가 많이 소모되면, 비만과 질병처럼 중요한 작업에 사용할 수 있는 에너지가 엄청나게 낭비되기 때문입니다. 바로 이것이 단백질 다이어트가 위험한 이유입니다. 저탄고지나 단백질 다이어트 등이 체중 감량에 일시적으로 도움이 될지 몰라도, 건강에 미치는 치명적인 피해는 전혀 고려하지 않습니다.

인체가 경험할 수 있는 수천 가지 질병에 대한 백과사전인 머크 매뉴얼Merck Manual을 살펴보면 질병의 가장 흔한 초기증상이 '식욕상실'이라는 것을 알 수 있습니다. 암이나 에이즈 등 치명적인 질병일수록 음식에 대한 식욕이 없어집니다. 그 이유는 분명합니다. 몸이 아프면 스스로 치유할 수 있는 에너지가 필요하기 때문입니다. 소화에는 너무 많은 에너지(20%~30%)가 필요합니다. 그래서 현명한 우리의 몸은 식욕을 억제할 필요를 느낍니다. 모든 에너지를 소화가 아닌 치유에 사용할 수 있게 하기 위한 인간의 생존 메커니즘입니다.

육류와 생선과 단백질 영양제를 많이 먹어서 탄수화물이 부족하면 두 가지 일이 발생합니다. 첫째, 하루 종일 단백질을 탄수화물로 전환하는 일에 에너지 대부분을 소비해야 하므로 피로감을 느끼게 됩니다. 과식하지 않는데도 몸이 항상 찌뿌둥한 이유입니다. 둘째, 생명을 유지하는 데 필요한 연료 에너지가 없어서 위협을 느낍니다. 당연히 식욕을 억제하여 가지고 있는 에너지를 절약하려고 노력합니다. 체중은 감소하지만, 신체에 가장 중요한 연료인 탄수화물이 부족하므로 전반적인 건강은 꾸준히 악화됩니다. 빵이나 국수나 과자와 같은 정제 탄수화물(가짜 탄수화물)에 비해 감자나 통곡물과 같은 탄수화물(진짜 탄수화물)이 비만과 질병의 치유에 효과적인 것은 사실입니다. 그러나 이 진짜 탄수화물조차도 다당류입니다. 이 다당류는 단당류인 포도당 형태로 전환하는 힘든 과정을 거쳐야 합니다. 에너지가 많이 필요하다는 말입니다.

그렇다면 지구상에서 포도당이 되기 위해 최소한의 전환 과정도 거치지 않는 식품은 무엇일까요? 바로 과일입니다! 과일의 당분인 자연 상태의 과당 즉, 프룩토오스Fructose는 위를 통과하여 소화를 거치지 않고 장벽을 통해 흡수됩니다. 당연히 비만과 질병을 치유하는 데 필요한 에너지가 풍부하게 남게 됩니다. 과일은 분해하는 데 에너지가 전혀 필요하지 않을 뿐만 아니라 현존하는 그 어떤 식품보다 빠르고 효율적으로 에너지를 사용할 수 있게 해주는 음식입니다. 모든 음식은 소화를 위해 위장에서 많은 시간이 필요합니다. 그러나 과일은 불과 30분 만에 소화를 마치고 위를 떠나는 독보적인 존재입니다. 사과 3개(약 1kg)를 먹은 후 마라톤을 뛸 수 있지만, 고기나 빵 1kg을 먹은 후 마라톤은커녕 30분 걷기도 힘들어 헉헉거리는 것은 바로 이런 이유 때문입니다. 음식이 위를 더 빠르게 통화할수록 좋은 음식이라는 점을 명심하십시오.

당신은 생일이나 명절에 과식해서 몸이 찌뿌둥한 경험이 있을 것입니다. 이것저것 많이 섞어 먹을수록 피곤한 법입니다. 우리가 찬양해 마지않는 '오후의 낮잠'도 마찬가지입니다. 식사 후 노곤함과 피곤함을 느끼는 이유는 위장에 있는 음식물을 처리하느라 온몸이 요동을 치기 때문입니다. 당신의 정신을 혼미하게 해서라도 소화를 완성하려는 우리 몸의 생존본능입니다. 당신을 기절(낮잠)시켜서라도 당신을 살려내기 위한 몸부림이라는 말입니다. 생존이 1순위이기 때문입니다.

　우리는 소화에 엄청난 에너지가 든다고 생각하지 못하고 삽니다. 입으로 쑤셔 넣으면 알아서 소화한 다음 소변과 대변으로 알아서 배출된다고 생각합니다. 우리 인간은 1년에 1톤씩, 평생 70여 톤 이상의 음식을 소비합니다. 음식을 소화하는 데 사용하는 에너지는, 평생 다른 모든 활동에 소비하는 모든 에너지를 합친 것보다 더 많다는 점을 분명히 말씀드립니다. 소화에 불필요한 에너지를 사용하지 않는 것이 비만과 질병에서 해방되는 길이라는 사실을 알기 위해 당신의 아이큐가 200이 넘을 필요는 없습니다.

상업용 주스는
비만의 1등 공신이다

　저는 건강한 식습관에 대한 인식이 거의 없는 가정에서 다섯 남매 중 한 명으로 자랐습니다. 제 부모님은 1900년대 초 뉴욕 브루클린에서 태어나고 자랐으며 전쟁과 대공황 등 어려운 시기를 겪었습니다. 어머니는 '든든히 먹어라', '우유를 마셔라'와 같은 당시의 표준적인 훈계를 암기하듯 반복하셨습니다. 하지만 가족의 건강을 위한 어머니의 한 가지 변함없는 행위는, 매일 아침 가족 모두가 오렌지주스를 큰 텀블러에 담아 '플로리다 햇살 한잔'A Glass of Florida Sunshine 이라고 외치며 마시는 것이었습니다. 우리 남매는 아침에 오렌지주스를 만드는 방법을 알고 있었습니다. 그 일은 보통 부엌에 가장 먼저 도착한 사람에게 맡겨졌습니다. 냉동실에서 작은 냉동 농축액 캔을 꺼내서 내용물을 큰 그릇에 넣고 물을 넣으면 오렌지주스가 완성되었습니다. 어머니는 매일 아침 가족을 위해 이 좋은 일을 하는 것에 큰 자부심을 가지고 계셨습니다.

수십억 달러 규모의 오렌지주스 산업은, 소비자에게 오렌지주스를 구매하고 마시도록 가능한 모든 유혹을 통해 설득하는 것으로 시작합니다. 농축액으로 만든 오렌지주스는 저온 살균됩니다. 당연히 효소(비타민과 미네랄 등)는 모두 죽어 있고 산성이며 몸에 해롭습니다. 그러나 주스 회사는 오렌지가 천연의 과일 성분이고 맛도 아주 좋으며 비타민 C와 각종 영양소가 얼마나 풍부한지 당신을 설득합니다. 물론 열에 의해 파괴되지 않았다면 대부분 사실입니다. 상업용 오렌지주스뿐만 아니라 마트에서 볼 수 있는 각종 오렌지로 만든 상품은 살균되어 변질되고 활력을 잃고 파괴됩니다. 오렌지주스뿐만이 아닙니다. 사과 · 포도 · 크랜베리 · 자몽 등 이름만 대면 알 수 있는 모든 과일이 열에 의해 살균됩니다. 그리고 정제 설탕 · 첨가물 · 방부제 · 기타 다양한 화학물질이 첨가됩니다. 절대 천연이 아니라는 말입니다.

농축액으로 만드는 주스는 그래도 봐줄 만합니다. 그러나 분말가루 형태로 탈수시키면 더 쉽게 보관하고 운반할 수 있고 더 많은 돈을 벌 수 있습니다. 분말가루에 물을 추가하고 설탕 · 인공향료 · 방부제 등을 넣습니다. 저렴한 주스의 경우는 실제 과일을 전혀 포함하지 않고 단지 인공 향료와 색소에 의존하여 과일의 맛과 외관을 모방하기도 합니다. 더 자극적인 맛을 위해 설탕을 추가로 추가하는 것이 다반사입니다. 저는 실제로 확인하기 위해 식품회사에 여러 번 전화를 한 적이 있는데 한 번도 제대로 된 설명을 듣지 못했습니다. 이해합니다.

식품회사에 의해 고용된 법률가들은 국회의원들과 공모(?)해서, 열에 의해 살균된 주스가 '천연'이라는 문구로 광고하고 판매할 수 있는 법률을 받아냈습니다. 걱정 많고 부지런한 부모들은 그것이 속임수인지도 모른 채, 건강에 해롭고 살이 찌게 하는 '설탕 덩어리'를 부지런히 식구들에게 제공하고 있습니다. 다이아몬드 반지를 사러 보석 가게에 들어가 모조 다이아몬드 반지를 사는 셈입니다. 그러나 모조 다이아몬드는 최소한 몸에 해롭지는 않을 것입니다. 가짜라는 생각을 하지 못하고 평생 살아간다고 해도 최소한 몸을 해치지는 않기 때문입니다.

사람들은 칼슘에 대한 공포에 휩싸여 열광적으로 오렌지주스에 집착합니다. 칼슘이 부족하면 인간의 몸은 뼈와 치아에서 필요한 칼슘을 빼내어 대신 사용합니다. 칼슘은 식단을 통해 충분히 공급할 수 있는데도, 많은 사람이 '혹시나 하는 마음에' 칼슘보충제를 복용합니다. 믹서기나 착즙기로 짜낸 신선한 오렌지주스는 알칼리성이므로 체내 산을 중화시키는 데 큰 도움이 됩니다. 그러나 시중의 오렌지주스처럼 살균하면 산을 중화시키지 못합니다. 또한 칼슘을 몸 안에 저장할 수도 없고 설상가상으로 체내에 산이 더 많이 쌓이게 됩니다.

시중의 상업용 오렌지주스를 마실 때마다 각종 부작용을 경험하는 분들도 많습니다. 저는 15년 이상 오렌지주스를 마시지 않은 사람들을 알고 있습니다. 그들은 오렌지 자체에 알레르기가 있다고 생각했습니다. 그러다가 제 설명을 들은 후 신선한 착즙 오렌지주스를 다시 시작했고 아무런 불편 없이 매일 오렌지주스를 즐기고 있습니다. 진짜와 가짜의 차이입니다. '상업용 천연'과 '진짜 천연'의 차이입니다.

그렇다고 해서 다시는 애플파이 한 조각도 먹지 말고 사과주스 한 잔도 마시지 말라는 뜻은 아닙니다. 솔직히 말씀드리자면 저 또한 가끔 애플파이를 먹을 때가 있습니다. 그럴 때는 마음껏 즐깁니다. 저는 그저 심리적 만족을 위해 먹을 뿐입니다. 저는 상황에 따라 시중의 음식도 죄책감이나 비난 없이 계속 즐깁니다. 앞에서도 말씀드렸듯이 문제는 속도나 엄격함이 아니라 방향입니다. 어쩌다 제가 먹는 가짜 과일 음식은 극히 일부분에 불과하며 대부분은 자연 상태의 과일이나 무첨가 주스라는 점입니다.

저는 오렌지주스의 씁쓸하고 신맛이 싫어서 어떤 상황에서도 상업용 주스를 먹지 않지만, 그 상황에 먹을 수 있는 것이 병이나 캔에 들어 있는 사과주스나 포도주스만 있다면 가끔 상업용 주스의 소비자가 되기도 합니다. 제가 당신에게 부탁하는 것은 바로 이것입니다. 과일을 자연 상태 그대로 먹고 진짜 천연의 과일 주스를 마시기 위해 최대한 노력하되, 가끔 그 목표에서 벗어나더라도 자신을 용서하고 한 방향으로 계속 밀고 나가는 것입니다. 인생은 끊임없는 장애물의 연속입니다. 장애물 앞에서 혈투(?)를 벌이지 마시고 가볍게 밟고 올라가신 다음, 아무 일 없었다는 듯이 한 방향으로 전진하시면 됩니다.

저는 초기에 매스컴을 신봉하는 사람들로부터 '적당히 하세요'라는 말을 많이 들었습니다. 모든 것을 적당히 하라는 구태의연한 말을 귀에 못이 박히도록 들어왔습니다. 그러나 만일 당신이 100kg의 몸을 힘들게 끌고 살아가면서 뚱보라는 소리를 여기저기서 듣는 사람이라면 어찌시겠습니까? 만일 당신이 당뇨가 심해서, 수술해야 돈을 버는 의사로부터 다리 한쪽을 잘라내야 한다는 말을 들었던 사람이라면 어찌시겠습니까? 혈압이 높아 '부작용이 있든 없든 죽을 때까지 평생 고혈압약과 친구처럼 지내시라'라는 말을 약사에게 들었던 사람이라면 어찌시겠습니까?

저는 남들보다 좀 열정적인 사람에 속합니다. 그러나 돈이 된다고 해서 진실이 아닌 것에 열정을 바쳐본 적은 없습니다. 그래서 그런지 몸에 해로운 것을 구매하도록 강요하는 사람들의 그 달콤한 합리화를 참을 수 없습니다. 당신은 '신선한 공기를 적당히 마셔라'라는 말을 들어본 적이 있나요? '깨끗한 물을 적당히 마셔라'라는 말을 들어본 적이 있나요? 제가 말하는 '적당히'란 유연성을 가지라는 뜻입니다. 정치든 종교든 인간관계든 다이어트든 광신주의는 결말이 처참한 법입니다. 광신주의를 멀리하고 유연성을 발휘하시길 바랍니다. 종신형 감옥에 갇히지 마시고 한 방향으로 가는 유연한 라이프스타일을 만드시길 바랍니다.

탄수화물이
몸에 해롭다는 엉터리 생각

　진실에 기반한 영양학을 공부하지 않은 하얀 가운의 전문가들은 모든 탄수화물은 몸에 나쁘니 먹지 말라고 말합니다. 탄수화물은 탄수화물일 뿐 모든 탄수화물은 똑같다고 말합니다. 그들은 우리 몸이, 사탕과 탄산음료에 반응하는 방식과 신선한 과일에 반응하는 방식 사이에 차이가 없다고 생각합니다. 저는 개인적으로 '해당 분야의 전문가나 권위자'라고 불리는 사람들이 이런 말을 하는 것을 수도 없이 들었기 때문에 이제는 조금도 이상하지 않습니다. 이런 논리는 신체와 접촉하는 모든 액체가 똑같다고 말하는 것과 마찬가지입니다. 물이든 황산이든 둘 다 액체이기 때문에 아무런 차이가 없습니다. 목이 마른 당신은 시냇물을 마시겠습니까, 황산을 마시겠습니까?
　이처럼 뇌에서 상식을 제거한 수술을 받은 사람들이, 이런 터무니없는 논리를 펼치는 이유는 탄수화물의 범위가 너무 넓기 때문입니다. 파스타·빵·쌀·곡물·시리얼·감자·칩·탄산음료·사탕 등은 모두 탄수화물로 분류됩니다. 과일과 채소도 마찬가지입니다. 식품에는 단백질·지방·탄수화물의 세 가지 식품군이 있습니다. 과일과 무첨가 과일 주스는 가짜 탄수화물(가공식품)과는 엄연히 다릅니다. 열로 생명을 죽인 다음 고도로 가공하고 화학물질을 투하한 가짜 탄수화물을 진짜 탄수화물과 비교하는 것은 터무니없고 미친 짓입니다. 진실이 아닌 주제에 대해 말할 때마다 제가 흥분하는 것을 용서하십시오.

가짜 탄수화물의 대표선수로는, 미국에서 지금까지 가장 많이 팔린 식료품 가운데 하나인 트윈키스Twinkies(한국의 초코파이와 같은: 역자주)가 있습니다. 달콤하고 스펀지 느낌이 나는 이 작은 케이크는 거의 100% 합성 식품으로 유효기간도 없습니다. 며칠 동안 창문틀에 놓아둬도 굶주린 새나 개미들조차 거들떠보지 않습니다. 샌프란시스코 법정에서 변호사들은 어느 살인범이 범행을 저지르기 전에 트윈키스를 지나치게 많이 먹은 탓에 판단 능력을 상실했다고 주장하기도 했습니다. 트윈키스가 판단력을 저해했다는 것입니다. 법정은 피고인의 과다한 정크푸드 섭취가 우울한 정신 상태를 유발했다는 점을 인정하고는 정상을 참작했습니다. 가짜 탄수화물이 탄수화물이라는 오명을 쓰고 재판정에 나오기도 하는 어처구니없는 현실입니다.

신선한 과일 한 조각이 가공된 가짜 탄수화물과 차별화되는 한 가지가 있습니다. 바로 이 책의 핵심 메시지인 생명입니다. 효소, 즉 엔자임이라는 말입니다. 이 생명력은 눈에 보이지 않지만, 엄연히 존재한다는 사실을 우리는 잘 알고 있습니다. 전기도 눈에 보이지는 않지만, 그것이 존재한다는 사실을 의심하는 사람은 없습니다. 밀 한 알을 흙에 넣으면 싹이 납니다. 그러나 밀알을 먼저 가열하면 싹이 나지 않습니다. 왜 그럴까요? 죽었기 때문입니다. 불이 생명을 죽였기 때문입니다. 2천 년 전 이집트의 고대 무덤에서 발견된 밀알도 심으면 때론 싹이 날 수도 있다지만, 오늘 수확한 밀알을 열로 죽이면 싹이 나지 않습니다. 이 간단하고 명백한 자연의 법칙을 하얀 가운의 전문가들이 이해하지 못하는 것은 무슨 이유일까요? 생명의 원료인 효소는 불을 가하면 모두 죽는다는 자연의 법칙 말입니다.

사람들이 문제를 일으키는 것은 복잡한 이론 때문이 아니라 누구나 알고 있는 상식과 본능에 대한 깨달음이 없기 때문입니다. 이 간단한 상식과 본능을 증명하기 위해 하얀 가운을 입고 명문대 졸업장과 자격증을 병원 현관에 내 걸 필요는 없습니다. 그들이 명백한 진실을 무시하고 고집스럽게 자신들이 배운 이론을 붙잡고 있는 이유는, 자신이 잘못 교육받았다는 사실을 인정할 수 없기 때문입니다. 그것을 인정하는 순간 그 엄청난 규모의 자본주의 카르텔에서 퇴출당하기 때문입니다. 쉽게 말해서 더 이상 수입을 보장받을 수 없기 때문입니다.

장수촌으로 유명한 일본의 오키나와섬Okinawa Prefecture에 미군들이 본격적으로 수둔하기 전인 1960년대까지 오키나와는 세계적인 장수촌이었습니다. 그들의 음식은 대부분이 탄수화물 식품(탄수화물 85%, 단백질 9%, 지방 6%)이었지만 비만인이 거의 없는 100세 장수촌이었습니다. 과거 오키나와 주민 중에서 100세를 넘긴 노인의 비율은 인구 10만 명당 68명인데, 이는 미국 대비 3배이고, 같은 일본 평균보다 40% 이상 더 높은 수준이었습니다.

1975부터 시작된 '오키나와 100세 연구'Okinawa Centenarian Study는 오키나와 전역에서 100세까지 도달한 1,000명의 노인을 대상으로 이루어졌는데 장수의 비결로 '오키나와 비율'Okinawan Ratio이 제시되었습니다. 탄수화물(진짜 탄수화물)과 단백질을 10대 1의 비율로 섭취하되, 약간 부족한 감이 들도록 적게 먹는 식습관입니다. 저탄고지(저탄수화물 고지방)가 아니라 고탄저지(고탄수화물 저지방)가 정답이라는 말입니다. 그러나 미군들이 들어오면서 각종 공장식 가짜 탄수화물(정제 탄수화물)과 햄버거가 반입되었고 비극은 시작되었습니다. 2천 년대에 들어와서 오키나와는 일본에서도 '뚱뚱한 섬'으로 전락하고 말았습니다.

그러나 진실을 향해 나아가는 친구들도 많습니다. 플로리다에 있는 히포크라테스 건강연구소Hippocrates Wellness의 브라이언 클레멘트Brian R. Clement 소장과 같은 사람은 제 동지이자 스승입니다. 브라이언 소장은 30년 동안 한 곳에서 영양 컨설턴트로 일하면서, 의료계로부터 사형 선고를 받은 사람 수천 명이 건강을 되찾을 수 있도록 도왔습니다. 저는 개인적으로 수백 명의 사람들에게 그곳에 가서 치료해 볼 것을 추천했고, 그들은 모두 비만과 질병에서 해방되었습니다. 그는 다음과 같이 말합니다.

"이제 '산 음식 운동'은 비만과 질병에서 자유를 찾고 싶어 하는 사람들에게 최고의 선택지로 여겨지고 있습니다. 산 음식 운동은 동물성 음식과 공장음식을 배격하는 채식 운동으로 대체하기 시작했습니다. 우리는 점점 무엇이 진실인지 알게 되었습니다. 저는 자부심과 희망으로 벅차오릅니다. 살아있는 몸은 죽은 음식이 아니라 살아있는 음식을 원합니다."

이것저것 섞어 먹으면
왜 문제가 생기나?

저는 이렇게 훌륭한 동지들이 있어 두렵지 않습니다. 저의 이러한 '산 음식 운동'은 다이어트나 영양학에 기반을 두고 있기보다는 진실과 자연의 법칙에 기반하고 있다는 사실을 분명히 말씀드립니다.

과일은 위장에서 소화가 필요 없는 유일한 음식이라는 중요한 사실을 앞에서 말씀드렸습니다. 과일 내부에 효소가 풍부하므로, 따로 소화 효소를 힘들게 몸속에서 만들 필요가 없기 때문입니다. 이 독특한 특징 때문에 과일이 효과적으로 활용되기 위해서는, 식도를 지나 방해받지 않고 위장으로 들어가야만 과일의 잠재력을 최대한 발휘할 수 있습니다. 과일이 위를 통과하는 과정에서 방해받는 최악의 방법은 이미 위에 음식이 있거나, 과일을 먹은 후 곧바로 다른 성질의 음식이 우르르 함께 들어오는 경우입니다. 이런 일(이것저것 섞어 먹는)이 발생하고 과일이 소화액과 접촉하면 곧바로 산성으로 변합니다. 이 경우 전분을 발효시키고 단백질을 부패시켜 각종 소화 장애의 원인이 됩니다. 소화불량과 소화기 질환을 치료하기 위해 매년 수십억 달러가 지출되고 있습니다. 과일이 범인이 아니라 함께 섞인 짬뽕 음식(?)이 범인이라는 말입니다.

사람들이 새로운 정보에 반응하는 방식은 서로 다릅니다. 저는 지난 몇 년 동안 이러한 반응을 유심히 지켜보았습니다. 과일을 먹는 올바른 방법이 있다는 사실을 처음 깨닫는 순간, 어떤 사람들은 접시처럼 눈을 크게 뜨기도 합니다. 어떤 사람은 손바닥으로 자기 머리를 때리는 시늉을 하고, 어떤 사람은 '세상에 믿을 수 없어'라는 말로 심정을 표현하기도 합니다. 어떤 사람들은 좌절감이나 분노를 표출하는 반면, 어떤 사람들은 전에는 한 번도 들어본 적 없는 말이라며 갸우뚱하기도 합니다. 그러나 마음이 열려있는 사람들은 대부분, '위가 예민하니 제산제를 드시라'라는 의사들의 말만 들었는데 이제 해답을 얻게 되었다고 안도합니다. 실제 예를 들어보겠습니다.

첫 번째, 어렸을 때 카니발에 가서 핫도그를 먹은 후 딸기 한 그릇을 먹은 여성입니다. 딸기를 먹은 후 피부가 붉어지는 등 알레르기 증상을 겪었습니다. 그녀의 어머니는 딸을 병원에 데려갔고, 의사는 딸기에 알레르기가 있다고 말해 주었습니다. 흰 밀가루와 폐기된 동물의 사체와 각종 화학물질을 섞어서 만든 핫도그에 대해서는 언급이 없었습니다. 결국 아무 죄도 없는 딸기가 악당이 되었습니다. 가끔 딸기가 먹고 싶었지만, 알레르기가 있으니 먹지 말라는 의사의 말을 믿을 수밖에 없었습니다. 딸기가 먹고 싶을 때마다 딸기 케이크나 딸기 파이를 먹었는데, 유일하게 '딸기를 공복에 먹는 일'만 하지 않았습니다. 그녀와 그녀의 친구가 제 세미나에 참석했는데, 과일을 올바르게 먹는 방법을 듣고 깜짝 놀랐다고 말했습니다.

멜론을 좋아하는 여성도 있었습니다. 그녀는 차가운 멜론이 입맛을 돋우고 입안을 상쾌하게 해주는 식사 후 간식으로 챙겨 먹었습니다. 한 가지 아쉬운 점은 멜론을 먹으면 항상 가스가 차는 데다가 밤새도록 트림을 하게 된다는 사실이었습니다. 결국 그녀는 멜론을 먹지 말아야겠다고 생각하는 지경에 이르렀습니다. 제 강연을 들은 후 이 두 명의 여성은 이제 통증이나 불편함 없이 딸기와 멜론을 먹을 수 있게 된 기쁨을 청중들에게 얘기하는 제 강연의 증언자 역할을 하곤 했습니다.

물론 과일을 디저트로 먹어도 전혀 불편함을 느끼지 않는 사람들도 분명히 있습니다. 모두가 그런 것은 아닙니다. 위장이 철갑처럼 단단해서 과일을 먹든 안 먹든 아무렇지도 않은 사람들도 있습니다. 하지만 제 경험에 의하면 그들은 소수에 불과합니다. 과일이라는 생명 음식은 청소 음식이기도 합니다. 빈속에 들어가 청소를 완성한 후에 일반 음식을 넣으셔야 효과가 배가됩니다. 청소 음식과 청소를 방해하는 음식을 함께 위장에 넣으면 속이 부글부글 끓는 등 각종 부작용이 발생할 수 있습니다. 좋은 것을 나쁜 것과 섞어서 먹지 말고 순수하게 먹기를 바랍니다.

인간은 소화에
하루 20~30%의 에너지를 소비한다.

　당신이 심한 운동이나 노동을 하지 않는 한, 인간의 몸은 하루에 50% 정도를 기초 대사(숨만 쉬어도 발생하는 대사)에 사용하고, 20% 정도를 신체활동 대사(걷기 및 운동 등)에, 그리고 소화에 20~30% 정도를 소비합니다. 당신이 과일과 채소를 하루 종일 먹게 되면 소화 에너지로 10% 이하를 사용하게 됩니다. 그러나 당신이 육류와 가공식품으로 배를 가득 채우면 소화 에너지로 50% 이상을 사용하게 됩니다. 소화하기 어려운 음식(육류)을 먹거나, 탄수화물과 단백질과 지방을 이것저것 섞어서 짬뽕으로 먹게 되면 그것들을 소화 시키느라 하루 종일 에너지가 생기지 않습니다. 당신이 무슨 음식을 먹고 속이 더부룩하다면 바로 그런 짬뽕 음식을 먹었기 때문입니다.

■ 일반식을 했을 때 음식물 소화 시간

입에서 위로 가는 시간:	약 5~10초
위에서 소화를 마치고 소장으로 가기 전까지:	약 4~6시간
소장에서 영양분을 흡수한 후 대장으로 가기 전까지:	약 4~7시간
대장에서 머물다가 배설하기까지:	약 10시간
전체 소화 시간:	약 24시간 이상

어려운 용어와 숫자로 현혹하는 전문가들에 정신을 뺏기지 않으시길 바랍니다. 음식을 맛있게 먹고 났는데 속이 더부룩하거나 '아, 배불러, 괜히 많이 먹었네~'라는 생각이 드신다면, 바로 그것이 몸을 힘들게 하는 음식이라는 '자연의 경고'에 귀를 기울이시면 됩니다. 소화에 가장 좋은 음식은 물(수분)이고 그다음은 수분이 많은 과일과 채소라는 점에 대해 어려운 용어로 누군가 당신을 설득하려 든다면, 그 사람은 돈을 벌기 위해 신(자연)의 법칙에 저항하는 사람일 뿐입니다.

당신이 수분 가득한 과일과 채소로 하루 종일 식사한다면, 하루에 필요한 에너지 중에서 소화 에너지를 10% 이하로 사용하기 때문에, 나머지 에너지를 배출 에너지로 전환시켜 체중을 줄여줄 수 있습니다. 그뿐만 아니라 가벼운 몸을 더 활동적으로 하루를 보낼 수 있게 됩니다. 이 단순한 자연의 원리를 이해하기 위해 당신은 의대에

갈 필요도 없고 박사학위를 빌 필요가 없다는 섬을 계속 강조합니다.

■ 과일 · 통곡물 · 육류 등 음식물이 위장에서 머무르는 시간

물:	약 1분
과일:	약 30분 이하
채소:	약 30분~1시간
통곡물 등 복합 탄수화물:	약 1~2시간
육류 등 단백질:	약 2~3시간
버터 등 각종 지방:	약 3~5시간
섞어 먹는 짬뽕 음식:	약 5시간 이상

| 6장 |

샐러드는 어떻게
살을 빼고 질병을 고치나?

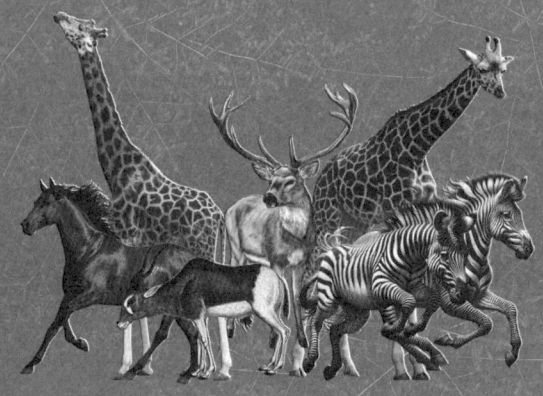

농축 식품은 무겁고 포만감이 높습니다.
농축 식품(단백질과 녹말) 두 가지를 한꺼번에 먹게 되면
샐러드를 먹을 공간이 부족합니다. 소화 기관이 해야 할 일을
줄여주면 살이 빠지는 속도를 높일 수가 있습니다.

오전엔 과일, 오후엔 샐러드

시간이 지날수록 다이어트는 점점 어려운 방법으로 진화하고 있습니다. 진실은 항상 단순한 법입니다. 그러나 상업자본주의는 분야를 끊임없이 쪼개고 세분화하면서 자본의 크기를 늘려갑니다. 저는 여기서 자본주의를 탓할 마음은 전혀 없습니다. 자본주의의 자율성 때문에 인권이 이렇게까지 향상되었다는 점 또한 부인할 수 없습니다. 그러나 다른 한편, 자본주의의 상업성은 진실을 자꾸 모호하게 만듭니다. 다이어트의 숫자만 해도 수천 개이며 질병의 숫자는 이미 4만 개를 넘어선 지 오래되었습니다.

혼란에 빠진 당신에게 상업자본주의는 수많은 과제를 던져주었습니다. 탄수화물 · 단백질 · 설탕 · 지방 · 식사량 · 단식 · 약물 · 수술 · 혈액형 · 체형 · 스트레스 등등의 문제를 던져주고, 이 중에서 하나를 선택해서 내게 오든가 이 중에서 두세 개를 선택해서 내게 오라고 유혹합니다. 도대체 어떻게 먹는 일처럼 자연스러운 일이 이처럼 번거로운 일이 되었을까요?

당신은 이제 선택하실 때가 되었습니다. 복잡한 일을 단순화해야 할 것인가, 그 복잡한 아수라장에 들어가 남들처럼 컨베이어 벨트에 올라타고 휩쓸려갈 것인가, 지금 결정해야 할 때입니다. 장담하지만 앞으로(과거에도 그랬듯이) 이 아수라장의 세계는 끊임없이 세력을 넓혀 확장될 것이 뻔합니다. 당신은 아무것도 고려하실 필요가 없습니다. 이 책의 주제 '산 음식과 죽은 음식'에만 집중하시면 됩니다. 죽은 음식보다 살아 있는 음식을 더 많이 섭취하면 비만과 질병의 문제가 해결된다는 한 가지만 명심하시면 됩니다.

첫 번째 성공의 열쇠는 정오까지 과일이나 과일 주스만 드시라는 것입니다. 두 번째 성공의 열쇠는 산 음식과 죽은 음식의 비율을 5대 5로 맞추는 것입니다. 아침에 산 음식 먹기를 실천하면 하루 음식 섭취량의 약 1/3 정도 산 음식을 먹는 셈입니다. 당신의 죽은 음식 섭취량이 10% 이하였다면 이는 엄청난 진전입니다. 궁극적인 목표인 5대 5에 도달하는 방법은 점심과 저녁에 무엇을 먹느냐에 따라 결정될 것입니다.

강조하지만 이 방법은 아주 단순합니다. 복잡한 지침이나 절차도 없습니다. 배고픔과 허기를 느끼게 하는 박탈감도 없습니다. 굶을 필요도 없고 음식 대신 특별한 분말 음료나 영양제를 사느라 돈을 들일 필요도 없습니다. 당신은 이미 아침을 과일과 과일 주스로 해결했습니다. 이제 점심과 저녁이 남았습니다. 아침 과일은 목표를 달성하는 데 필요한 50% 중 약 25%를 공급하므로 나머지 25%는 점심과 저녁에 섭취해야 합니다.

고민하는 당신을 위해 저는 신(자연)이 인간에게 준 선물인 샐러드를 준비했습니다. 고깃덩이 옆에 숨죽이며 얌전히 숨어 있는 방울토마토나 양상추 한 조각을 말하는 것이 아닙니다. 큰 접시에 가득 담긴 풍성한 채소를 말합니다. 양상추와 토마토를 포함해서 오이·시금치·새싹채소·셀러리·당근·피망 등 어떤 채소든지 가득 담으십시오. 이 글을 쓰고 있는 지금 저도 입에 침이 고입니다. 저는 당신에게 간단한 공식을 제시하겠습니다.

과일과 채소 외에 우리가 평소에 섭취하는 두 가지 주요 식품을 농축 식품이라고 하는데, 바로 단백질과 녹말입니다. 단백질에는 고기·생선·계란·우유·유제품·콩식품 등이 있습니다. 녹말에는 감자·파스타·빵을 비롯하여 쌀·보리·귀리 등의 곡물이 있습니다. 최대한 간단하게 설명해 드리겠습니다.

점심에는 단백질 음식이나 녹말 음식 중 하나를 선택하시고 각종 채소(익힌 채소 포함)와 샐러드를 함께 먹습니다. 저녁에도 단백질 음식이나 녹말 음식 중 하나를 선택하고 각종 채소(익힌 채소 포함)와 샐러드를 함께 먹습니다. 그게 전부입니다. 당신은 '채소와 샐러드는 같은 것'이라고 생각하고 계실지도 모릅니다. 그러나 저는 여기에서 이 두 가지를 명확히 구분하겠습니다. 샐러드와 함께 채소를 먹는다는 것은 나물과 같이 익힌 채소를 같이 먹어도 좋다는 뜻입니다.

불에 익힌
나물과 생채소를 구별하라

그러나 이 책에서 말하는 샐러드는 항상 생채소 샐러드를 의미합니다. 사실 콜리플라워(꽃양배추)나 브로콜리 등과 같이 살짝 데친 채소를 좋아하는 사람들도 있습니다. 살짝 데친 채소는 중립적입니다. 다만 채소가 물러질 때까지 너무 익혀서는 안 된다는 점은 분명히 밝혀둡니다. 채소를 살짝 데치거나 볶으면 어느 정도 익긴 하지만 여전히 가치가 있습니다. 섬유질과 일부 영양소를 그대로 섭취할 수 있기 때문입니다. 예를 들어 당신이 스테이크를 드신다면 샐러드와 살짝 데친 채소를 함께 드시면 됩니다. 당신이 파스타를 먹고 싶다면 샐러드와 살짝 데친 채소를 곁들이시면 됩니다. 구운 닭고기나 생선을 원하셔도 마찬가지입니다. 밥을 드실 때도 데친 채소와 샐러드를 같이 드시면 됩니다. 단백질 음식이나 녹말 음식은 필요 없다고 생각하시면 그냥 데친 채소와 샐러드만 드셔도 됩니다. 점심때 무엇을 먹든지 샐러드와 함께 드시고, 저녁에 무엇을 먹든지 샐러드와 함께 드십시오.

어느 날 스테이크와 파스타를 모두 먹고 싶을 때는 어떻게 해야 할까요? 점심에는 샐러드와 채소를 곁들인 스테이크를 먹고, 저녁에는 샐러드와 채소를 곁들인 파스타를 먹으면 됩니다. 이렇게 하면 한 끼에 모두 섞어 먹지 않고도 원하는 음식을 마음껏 먹을 수 있습니다. 물론 샌드위치나 햄버거, 또는 피자처럼 단백질과 녹말을 함께 먹는 경우도 종종 있습니다. 그러나 저는 두 가지를 함께 먹지 말라고 강조합니다. 단백질과 녹말을 한 끼에 함께 먹지 말라고 제안하는 이유는 에너지와 관련이 있습니다. 사람들은 '그것이 그렇게 중요한가요?'라고 묻습니다. 저는 그런 질문을 수없이 들어왔습니다. 그러나 이것은 아주 중요합니다.

우리는 이미 소화에 다른 어떤 것보다 많은 에너지가 필요하다는 사실을 알게 되었습니다. 소화를 간소화해서 에너지를 절약하는 것은 살을 빼고 질병을 치유하는 데 아주 중요합니다. A라는 음식은 B라는 음식보다 소화에 더 많은 에너지가 필요하다는 사실은 분명합니다. 과일에는 소화 에너지가 거의 필요 없지만 다른 음식들은 에너지 소비의 정도가 천차만별입니다. 단백질과 녹말과 같은 농축 식품은 익힌 채소나 샐러드보다 분해하는

데 훨씬 더 많은 에너지가 필요합니다. 인간에게 매일 무한정으로 에너지가 공급되는 것은 아닙니다. 끼니마다 농축된 음식을 소화하는 데 사용해야 하는 에너지는, 당신이 살을 빼는 데 사용해야 할 에너지입니다. 조금 단순하지만 정확한 표현입니다. 농축 식품은 무겁고 포만감이 높습니다. 농축 식품(단백질과 녹말) 두 가지를 한꺼번에 먹게 되면 샐러드를 먹을 공간이 부족합니다. 소화 기관이 해야 할 일을 줄여주면 살이 빠지는 속도를 높일 수가 있습니다.

단백질과 녹말 음식(탄수화물)을 한 끼에 섞어 먹지 말아야 하는 또 다른 근거가 있습니다. 이를 '적절한 음식 조합의 원리'라고 합니다. 저는 〈다이어트 불변의 법칙〉에서 이 내용을 상세하게 설명한 바 있습니다. 저는 3살부터 25살까지 고통스러운 위장 장애로 고생했는데, 통증을 진정시키기 위한 약물을 들이부으며 살았습니다. '배불러서 못 먹겠다'라고 말하는 저에게 어머님은 '소화제 먹고 더 먹어라'라고 말씀하시기도 하셨습니다. 어머니도 그 당시의 통념(많이 먹어야 건강하다는)에 충실했기 때문에 저는 어머니를 비난할 생각이 전혀 없습니다.

저는 먹는 것을 좋아했지만 먹을 때마다 몸은 고통에 시달렸습니다. 25살에 '적절한 음식 조합의 원리'를 실천하자 마법처럼 소화 장애가 즉시 멈췄습니다. 지금까지도 식사 후 불편함이나 통증을 조금도 경험하지 않고 있습니다. 제가 〈다이어트 불변의 법칙〉을 쓰고 싶었던 주된 이유 중 하나는 이 놀라운 원리를 비만과 질병으로 고통받는 사람들에게 전해주고 싶었기 때문입니다.

탄수화물과
단백질을 섞어 먹지 말라

우리는 식탁 위에 수십 가지 형형색색 음식이 놓여 있는 것을 좋아합니다. 뷔페 식당에 들어갈 때부터 흥분합니다. 그러나 양주와 맥주를 섞어서 폭탄주로 마시면 쉽게 취하고 다음 날 새벽 화장실로 직행하듯이, 화려한 식탁은 반드시 대가를 치르는 법입니다.

우리 인간이라는 동물은 자신에게 익숙하지 않은 원칙을 싫어하고 두려워합니다. 그래서 혁신가들이 처음 등장할 때, 항상 바보와 미치광이로 조롱을 받아 왔습니다. 제가 주장하는 '적절한 음식 조합의 원리'에 대한 논란도 계속되었습니다. 그러나 저의 이론을 실천한 복통 환자들이 씻은 듯이 낫고 살을 빼는 동안, 그것이 도대체 무슨 황당한 이론이냐고 전문가들이 비웃었다는 사실도 저는 잘 알고 있습니다. 저는 아주 간단하게 아래와 같이 그 원리를 설명할 뿐입니다.

단백질에는 산성 소화액이 필요하고 녹말에는 알칼리성 소화액이 필요합니다. 우리는 초등학교나 중학교 시절 산과 알칼리를 함께 섞으면 중화된다는 사실을 배웠습니다. 소화액이 위장에서 중화되면 전체 소화 과정이 길어져 에너지가 낭비됩니다. 음식이 상하고 통증을 유발하기 때문에 많은 사람들이 약국으로 달려갑니다. 사실 모든 사람이 단백질과 전분을 함께 섭취할 때 속쓰림을 경험하는 것은 아닙니다. 그러나 단백질과 전분을 섞어 먹지 않으면, 속쓰림을 느끼는 사람들이 거의 없다는 것은 사실입니다. 이 사실은 누구든지 증명할 수 있습니다. 직접 시도해 보고 효과가 있다면 그것이 진실입니다. 당신은 그 사실을 증명하기 위해 하얀 가운의 전문가에게 문의할 필요가 없습니다.

하루에 적어도 50% 이상의 산 음식을 섭취하시고, 채소와 샐러드를 곁들인 식사에 단백질이나 녹말 음식 중 하나만 선택해서 드십시오. 그것은 에너지 절약 때문입니다. 한 종류의 농축 식품은 두 종류의 농축 식품보다 소화에 많은 에너지가 필요하지 않습니다. 그러면 남은 에너지를 은행에 넣어두는 것과 같은 효과를 얻을 수 있으며, 이 여분의 에너지를 독소 배출에 사용해서 비만과 질병이 치유되는 원리입니다. 음식 혼합에 대한 원리가 저의 독창적인 주장은 아닙니다. 그러나 적어도 지난 100여 년 동안 꾸준히 논쟁의 주제가 되어

왔습니다. 그러나 인류 최초의 기록은 앞에서 말씀드린 예수의 '에세네 평화의 복음서'가 시초입니다. 이 책에서는 다음과 같이 기록되어 있습니다.

"그대는 요리하지 말거니와 음식을 이것저것 섞어 먹지 말라. 창자가 김이 나는 늪지처럼 될 것을 두려워하라. 내가 진실로 너희에게 말하노니, 너희가 온갖 음식을 섞어 먹으면 너희 몸의 평화가 끊어지고 끝없는 전쟁이 너희 안에서 일어날 것이다."

김이 모락모락 나는 늪지라…. 식사 후에 속이 불편한 당신의 위장을 잘 묘사했습니다. 자동차를 운전할 때 안전벨트를 매야 안전한 것처럼 '음식 조합의 원리'는 당신의 비만과 질병의 치유에 튼튼한 안전벨트가 되어드릴 것을 확신합니다.

샐러드는
식후 디저트로 먹지 말라

어떤 사람들은 샐러드만 따로 먹는 것을 선호하고, 어떤 사람들은 식사와 함께 먹는 것을 선호합니다. 식사 전에 먹는 것이 좋은지, 식사 중에 다른 음식과 같이 먹는 것이 좋은지, 식사 후에 디저트로 먹는 것이 좋은지, 이런 질문을 많이 받습니다. 샐러드 또한 일종의 청소 음식이기 때문에 빈속에 먹는 것이 가장 좋습니다. 물론 다른 음식과 식사 중에 같이 먹어도 좋습니다. 그러나 식후에 디저트로 먹는 것은 피하십시오.

그 이유는 매우 분명합니다. 그것은 마치 '청소를 마친 다음 방 안에 물건을 들여놓는 것과 청소를 하면서 물건을 들여놓는 것'의 차이와 같습니다. 만일 식사가 끝날 때까지 샐러드를 미루면 너무 배가 불러 샐러드 들어갈 자리가 남아 있지 않기 십상입니다. 샐러드 들어갈 자리가 없는데도 억지로 구겨 넣으면 헉헉거리며 소화제를 찾을 것이 뻔하기 때문입니다. '산 음식은 청소 음식이기 때문에 빈속에 가장 먼저 먹는다'라는 원리를 생각하시면 실천이 쉽습니다.

베르사이유 궁전의
샐러드

    샐러드는 '밥상 위에 있으니 그냥 먹는다'라며, 원치 않는 의붓자식처럼 생각하는 이유는 일반적으로 상상력이 부족하기 때문입니다. 샐러드란 '양상추 한 조각에 마요네즈 한 스푼'이라고 생각하시면 큰 오해입니다. 샐러드는 과일과 달리 무한하게 변형이 가능하다는 사실을 알게 되면 새로운 세상이 열린다는 점을 꼭 기억하십시오. 저는 여러분의 식탁 위에 혁명을 일으킬 수 있는 새로운 개념을 소개하고자 합니다.

    이 개념은 제 아내 마릴린Marilyn이 처음 고안한 것으로 그녀는 주방의 천재입니다. 그녀는 가장 평범한 재료로도, 왕족에게 어울리는 만찬으로 바꿀 수 있는 마법의 솜씨를 가지고 있습니다. 그녀는 '냉장고에 먹을 것이 별로 없는데 어떡하지?'라고 말하면서 주방에 들어가서, 손님 모두가 감탄사를 연발할 만큼 훌륭하고 맛있는 만찬을 내놓곤 합니다. 우리 집에 온 손님 중의 한 명이 아내의 샐러드를 '베르사이유 궁전의 샐러드'라고 칭찬했던 기억이 납니다. 우리 집에서 샐러드를 맛본 사람들은 이구동성으로 언제 다시 한번 '베르사이유 궁전의 샐러드'를 먹을 수 있겠냐며 칭찬합니다.

그녀가 만들어낸 개념은 '메인 코스 샐러드'인데요. 그녀가 만든 용어입니다. 메인 코스 샐러드는 샐러드에 대한 기존의 개념을 완전히 바꾸어 주었습니다. 미운 오리 새끼가 백조로 변신한 셈입니다. 이 개념은 샐러드를 닭고기나 생선 옆에, 또는 파스타나 쌀밥 옆에 곁들이는 기존의 방식이 아닙니다. 약간의 창의력만 발휘하면 변형할 방법이 무궁무진합니다. 샐러드는 점심이나 저녁 식사에 모두 잘 어울립니다.

제가 가장 좋아하는 종류만 해도 많이 있지만 한 가지만 예를 들어보겠습니다. 저는 감자와 브로콜리를 좋아합니다. 먼저 감자를 1cm 정도의 덩어리로 자른 다음 브로콜리와 함께 살짝 쪄줍니다. 그런 다음 팬에 버터나 올리브 오일을 약간 두르고 감자와 브로콜리를 볶다가 마늘·다진 양파·소금·후추 등 원하는 향신료를 넣고 식힌 다음, 양상추·시금치·오이·토마토·적양배추 등 원하는 재료로 커다란 접시에 샐러드를 준비합니다. 모든 재료를 한데 섞고 취향에 맞는 드레싱을 뿌려서 먹으면 됩니다.

생각만 해도 군침이 돕니다. 완두콩·옥수수·호박·아스파라

거스 등 원하는 것으로 대체할 수 있습니다. 그야말로 채식주의자의 향연이라고 해도 틀린 말이 아닙니다. 이렇게 하면 애피타이저 ➡ 메인 코스 ➡ 디저트로 이어지는 복잡한 서양요리를 한 접시에서 간단하게 해결할 수 있다고 장담합니다. 진실이란 아주 단순한 것이고 간단해야 실천하기 쉬운 법입니다. 당신이 고기를 좋아하신다고 해도 똑같습니다. 스테이크나 닭고기나 새우를 좋아하신다면 위와 같이 샐러드를 만들어서 드레싱을 추가하면 완성입니다. 그러나 육류나 생선의 경우, 반드시 샐러드를 먼저 먹어야 한다는 점은 잊지 마시길 바랍니다.

샐러드는 정답이 없다는 것이 특징입니다. 당신이 창조자입니다. 즐기는 사람을 이길 수는 없습니다. 아인슈타인은 호수에서 노를 저으며 상대성 이론을 생각해 냈습니다. 전구는 무척 꼼꼼하고 치밀한 성격의 독일 어느 시계수리공이 여가 시간에 발명했고, 인터넷은 전자계산기를 재미 삼아 연결한 몇 명의 컴퓨터광들로부터 시작했습니다. 당신은 베르사이유 궁전의 샐러드를 넘어서 알함브라 궁전의 샐러드를 만들 수 있습니다. 상업적인 요리사들은 혁신적인 요리를 내놓아야 한다는 강박관념에 쫓깁니다. 앞다투어 창의성을 발휘하려고 기를 쓰면서도 정작 아름다운 자연의 색채를 망각하곤 합니다.

샐러드 접시에 살짝 금이 가도 좋습니다. 무엇보다 중요한 것은, 수없이 많은 접시 위에 지나치게 많은 음식물을 올려놓고 법석을 피우지 않는 것입니다. 십수인이 부엌과 식탁 사이를 끊임없이 허둥지둥 오가며 고기가 너무 탔다든지 소스가 잘못되었다고 사과하는 것보다 더 기운 빼는 일도 없습니다. 음식에 대해 수선을 피우지 않을수록 저녁 식사가 더 즐거워집니다. 채소 수프와 샐러드만으로도 여왕의 식사가 될 수 있음을 경험해 보십시오.

샐러드드레싱은
어떻게 만드나?

드레싱은 모든 샐러드에서 중요한 부분이라고 해도 과언이 아닙니다. 사실 샐러드는 드레싱이 없으면 심심한 맛 때문에 중단하기 쉬운 음식입니다. 드레싱에는 두 가지 종류가 있습니다. MSG·질산염·인공색소·인공향료 등 간과 신장에 부담을 주는 각종 화학물질을 첨가하는 드레싱이 첫째입니다. 이처럼 마트에서 파는 대부분의 드레싱에는 일반적으로 한 스푼에 7~10g의 지방이 함유되어 있다는 사실을 꼭 기억하시길 바랍니다. 그런 시중의 드레싱을 뿌리면 순수한 샐러드가 고지방 샐러드로 변신할 수 있다는 점을 명심하시길 바랍니다.

둘째로 화학 첨가물을 사용하지 않는 순수한 드레싱입니다. 화학 성분이 없는 드레싱은 건강식품점에서도 찾아볼 수 있지만 저는 직접 드레싱을 만들 것을 추천합니다. 올리브 오일·레몬·라임·소금·후추·허브 등을 첨가하시면 됩니다. 직접 만든 건강한 홈메이드 드레싱을 더 쉽게 사용하려면, 많은 양의 드레싱을 만들어 병에 담아 두면 시간을 절약할 수 있습니다.

소화 기관은 1년에 1톤, 그러니까 평생 약 70톤의 음식물을 처리해야 합니다. 이 엄청난 일을 해내는 데 사용되는 에너지는 다른 모든 에너지 소비 중에서 가장 많다는 점을 꼭 기억하시길 바랍니다. 따라서 크든 작든 소화에 사용되는 에너지를 줄일 수 있는 모든 행동은 다이어트와 질병 치유의 핵심입니다. 많이 먹을수록, 그리고 먹는 음식이 복잡할수록 더 많은 에너지가 소모됩니다. 그래서 먹는 양이 적고 먹는 음식이 단순한 사람이 더 건강한 법입니다.

| 7장 |

우리 몸의 놀라운
청소 시스템

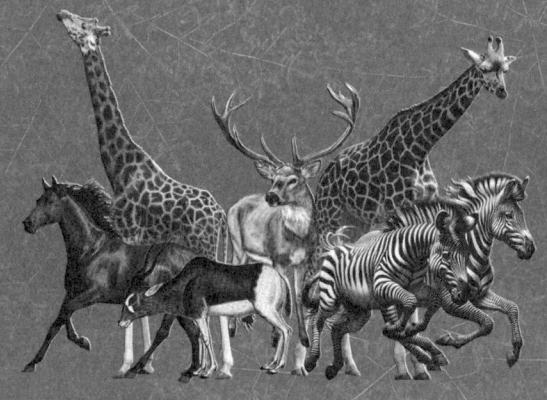

이 놀라운 인간을 만들 때 창조주가 노폐물을 제거하는 메커니즘을
인체에 장착하는 것을 잊지 않았다는 점은 의심할 여지가 없습니다.
이는 수십억 달러짜리 항공기를 만들면서 날개를 달지 않은 것과 마찬가지입니다.
우리는 이를 림프시스템(림프계)이라고 합니다.

독소가 빠지면
살은 저절로 빠진다

당신이 오랫동안 다이어트를 위해 노력해 왔다면 '빠르고 쉬운 것'을 따라 하다가 번번이 좌절로 끝났을 것입니다. 저 또한 젊은 시절 노골적인 거짓말에 현혹되어 47가지 다이어트를 시도했었고 그럴 때마다 좌절감으로 자존감의 바닥을 경험해 보았습니다. 당신은 살이 빠지면서 전반적으로 건강이 좋아졌다는 느낌을 받은 적도 있을 것입니다. 그것은 마치 로또 당첨금과 함께 포르쉐 자동차를 받는 것과 같은 느낌일 것입니다.

살이 빠지는 것과 건강이 좋아지는 것, 이 둘은 뗄 수 없는 관계입니다. 한쪽 면만 있는 동전은 존재할 수 없습니다. 둘 중 하나 없이는 다른 하나를 가질 수 없습니다. 신체가 건강한 상태일 때 체중을 가장 잘 감량할 수 있습니다. '살은 쪘지만 나는 건강해'라고 말하는 것은 큰 오해입니다. 비만은 건강의 특징이 아닙니다. 건강하면 신체는 자동으로 체중을 정상화(약간 마른 상태)합니다. 과체중은 몸이 건강하지 않다는 것을 의미합니다. 체중 감량은 체중 감량에 필요한 조건이 갖춰졌을 때 일어납니다.

저는 이 책에서 신(자연)이 하사한 우리 몸의 탁월한 지능을 찬양했습니다. 우리 몸은 항상 우리 편이라고 강조했습니다. 인간의 몸은 우리가 일단 살아 있는 한, 최고 수준의 건강을 위해 자동으로 노력합니다. 세포 안에 이러한 지능이 내장되어 있어서 가장 먼저 작동합니다. 당신이 약물이나 수술을 통해 살을 빼지 않고, 자연의 살아 있는 음식으로 살이 빠졌다면, 그것은 당신의 몸이 더 건강해졌기 때문입니다. 반대로 건강이 좋아지면 체중도 자연히 감소합니다. 살아 있는 음식으로 몸에 연료를 공급하면 기대할 수 있는, 다른 긍정적인 결과 몇 가지를 살펴보고자 합니다.

우리 몸의 청소부
림프시스템

　가난한 사람은 돈을 위해 건강을 포기하지 않지만, 부자는 건강을 위해 모든 돈을 기꺼이 포기하는 법입니다. 당신이 평생 쓸 수 없이 많은 돈을 가졌지만 1년 후에 암으로 죽게 된다면 돈과 명예가 무슨 소용이 있겠습니까? 우리 인간은 모두 죽습니다. 인생의 가장 큰 축복은 죽는 날까지 병원에 가지 않고 생생하게 살다가 죽는 것입니다. 마법사가 나타나 돈과 건강 중에서 하나를 선택하라면, 우리는 모두 건강을 선택할 것입니다. 그렇게 중요한 건강을 우리는 잊고 삽니다. 눈앞에서 유혹하는 돈 때문입니다. 미래가 불안하면 일단 벌어놓고 보자는 조급함이 생기는 법입니다.

　당신이 어떤 믿음을 가지고 있든 어딘가에 반대되는 신념을 가진 사람이 반드시 있습니다. 건강과 질병에 관해서도 서로 다른 신념이 존재합니다. 제가 만난 의사 중의 한 명은 '건강한 사람이란, 질병으로 가는 여정에서 잠시 멈춰 있는 환자일 뿐이다'라고 말한 적이 있습니다. 환자가 심하게 아파야만 존재감이 우뚝 서는 의료인이라는 점을 감안하더라도, 그의 관점은 참 세속적이라고 생각합니다. 저는 반대로 '질병으로 고통받는 사람은 건강하게 되돌아가는 여정에서 잠시 멈춰 있을 뿐이다'라고 들려주고 싶습니다.

제가 항상 신(자연) 다음으로 찬양해 마지않는 놀라운 인체에 대해 생각해 보십시오. 제가 아무리 우아하게 말해도 인체의 비할 데 없는 장엄함을 묘사하기에는 항상 부족함을 느낍니다. 인간의 언어로는 인체를 제대로 표현하기가 충분하지 않습니다. 생명을 연구하는 과학자들은, 상상할 수 없을 정도로 복잡한 일을 수행하는 인체의 능력에 겸허해진다고 이구동성으로 말합니다.

이처럼 경이로운 창조물이, 살이 저절로 빠지는 장치 없이 방치될 가능성은 제로(0)입니다. 이처럼 놀라운 신의 자식들이, 질병에서 저절로 치유되는 장치 없이 방치될 가능성 또한 제로(0)입니다. 생리학 관련 책들을 볼 때마다 저는 감탄을 금할 수 없습니다. 심혈관계·소화계·근육계·골격계·내분비계·신경계·피부·모발·손톱·호흡계·비뇨기계·생식계 등 신체 모든 기관의 활동을 관리하고 감독하는 시스템이 갖추어져 있습니다.

어떤 생명체가 실제 살아 있다면 다음과 같이 5가지 기본 요건이 충족되어야 합니다. 영양을 섭취하고 ➡ 신진대사 과정을 수행하고 ➡

스스로 움직이고 ➡ 번식하고 ➡ 노폐물을 제거할 수 있어야 합니다. 살아 있는 인간의 신체는 이 5가지를 모두 충족합니다. 그런데 마지막 기능인 노폐물 제거 능력은 많은 사람이 간과하는 것이어서 제가 특별히 언급할 필요를 느낍니다. 음식을 섭취하는 모든 생명체는 신진대사의 자동적인 결과물인 노폐물을 제거할 수 있어야 하기 때문입니다. 어떤 이유로든 노폐물 제거 능력이 방해받거나 저하되면 모든 동물은 제거되지 않은 노폐물, 즉 독소에 중독되어 금방 죽게 됩니다.

이 놀라운 인간을 만들 때 창조주가 노폐물을 제거하는 메커니즘을 인체에 장착하는 것을 잊지 않았다는 점은 의심할 여지가 없습니다. 이는 수십억 달러짜리 항공기를 만들면서 날개를 달지 않은 것과 마찬가지입니다. 우리는 이를 림프시스템(림프계)이라고 합니다. 사실 림프시스템은 흔히 신체의 '쓰레기 수거통'이라고도 불립니다. 이 시스템은 림프액·림프관·림프구·림프 주머니(림프절) 등 다소 복잡한 네트워크로 구성되어 있습니다. 이 동지들은 합심하여 쉬지 않고 쓰레기를 밖으로 배출해 냅니다. 수백만 수천만의 병정들이 림프시스템 문밖으로 몸을 파괴하는 독소들을 몰아냅니다.

림프시스템을 길이로 환산하여 늘어놓는다면 무려 16만km를 초과합니다. 이것은 지구를 4바퀴나 돌 수 있는 거리입니다. 또한 림프액은 몸에 있는 혈액의 3배나 되는 어마어마한 양입니다. 숫자로만 봐도 그 중요성을 알 수 있습니다. 림프시스템은 몸의 조직에서 유동액 상태로 독성물질을 끄집어냅니다. 일단 세포에서 독소를 골라내면, 부수고 정리한 다음 몸 밖으로 몰아냅니다. 림프시스템에서는 림프구Lymphocytes(림프세포, 백혈구)를 생산해 냅니다. 림프구, 즉 백혈구는 몸속의 침입자인 박테리아와 같은 이물질을 찾아내서 파괴하고 몸 밖으로 제거하는 면역 작용을 수행합니다. 백혈구, 즉 림프구는 쉽게 말해서 백의의 천사라고 생각하면 쉽게 이해됩니다.

우리는 약 12만km의 혈관을 통해 흐르는 혈액에 의해 생명을 유지한다는 사실을 잘 알고 있습니다. 그러나 우리 몸에는 혈액보다 3배나 많은 림프액이 존재하므로 우리 몸 어디에도 림프시스템과 직접 접촉하지 않는 곳은 없습니다. 림프시스템은 100조 개에 달하는 세포 하나하나에서 노폐물을 모아 최대한 빠르고 효율적으로 분해합니다. 저는 이 림프시스템을 '내 몸 안의 진짜 의사'라고 강조하는 일에 절대 머뭇거리지 않습니다.

그런데 내 몸 안의 진짜 의사인 림프시스템이 무엇인지 깨닫고 있는 사람이 극소수라는 점은 참으로 아이러니가 아닐 수 없습니다. 돈보다 중요한 것이 건강인데도 학교에서는 건강에 대해 가르치지 않습니다. 건강과 의학에 박식한 하얀 가운의 전문가들조차 림프시스템을 굳이 알려고 하지 않는 경향이 있습니다. 돈을 받지 않는 진짜 의사(림프시스템)를 두려워하기 때문인가요?

지금 당장 친구나 가족 중 건강과 의학에 박식한 사람이 있다면 '림프시스템이 하는 일이 무엇인가요?'라고 물어보십시오. 어떤 사람은 '잘 알죠, 림프계…'라고 말할 것이고 어떤 사람은 '우리 몸에는 림포절이 있잖아요'라고 말할 것이고 어떤 사람은 겨드랑이나 목 부위를 가리키며 '여기 있는 거 말이죠?"라고 말할 것입니다. 그러나 아마도 대부분은 고개를 갸우뚱하며 '글쎄'라며 머뭇거릴 것입니다. 만약 그들이 '몸 안의 쓰레기 청소부 아닌가요?'라고 대답한다면 제가 쓴 첫 번째 책 〈다이어트 불변의 법칙〉이나 〈나는 질병없이 살기로 했다〉, 〈자연치유 불변의 법칙〉 등을 읽었다는 뜻입니다.

림프시스템은 겨드랑이·목 부분·사타구니 등 인체의 모든 곳에 배치되어 있습니다. 이 시스템 안에는 수없이 많은 림프 주머니(림프절)가 있고 이 림프 주머니로 림프액이 흘러 들어옵니다. 이 림프액은 림프구(백혈구)들로 형성되어 있는데, 박테리아 및 각종 독소와 싸워 밖으로 몰아내는 의사와 간호사 역할을 하게 됩니다. 내 몸 안의 경찰과 군인 역할을 한다고 해도 손색이 없습니다.

우리가 시각적으로 볼 수 있는 림프액은 상처가 났을 때 피부 밖으로 나오는 투명한 색(실제적으로는 담황색 또는 분홍색)의 '진물'입니다. 상처를 둘러싸서 피부를 보호해 주고 스스로(약물 없이) 치유합니다. 또 하나 시각적으로 볼 수 있는 림프시스템은 벌레 물렸을 때 피부가 붓는 현상입니다. 벌레의 독이 피부 속으로 들어오면 림프시스템은 즉각 비상사태를 선포하여 림프액(림프구가 들어 있는)을 보내는데, 림프구들과 벌레의 독이 싸우는 현장이 바로 '부은 피부'입니다. 독사에만 물리지 않았다면, 며칠 이내에 약물 없이도 자연히 붓기가 사라지는 경험을 당신도 해보셨을 것입니다.

우리 몸은 항상 독소라고 하는 노폐물을 생성하고 있습니다. 이는 나쁜 것이 아니라 신체가 기능하는 방식일 뿐입니다. 몸을 기계로 생각하면 자동차에 비유할 수 있습니다. 자동차에 연료를 넣고 주행하면 배기관에서 유독 가스가 배출되고 엔진오일에 찌꺼기가 쌓입니다. 인간은 숨을 쉴 때마다 이산화탄소를 내뿜고 림프계에 노폐물이 쌓입니다. 지구상에서 가장 건강한 사람들도 체내에 독소가 있을 수밖에 없습니다.

이러한 독소는 두 군데에서 끊임없이 만들어지는데 첫 번째는 죽은 세포입니다. 우리 몸에서는 매일 약 3,000억 개의 세포가 죽고 즉시 새로운 세포로 대체됩니다. 두 번째 독소는 우리가 평생 먹는 약 70톤의 음식물 잔여물에서 발생합니다. 사용한 세포의 시체와 음식물 찌꺼기는 가능한 한 빨리 몸에서 제거해야 합니다. 세포의 시체와 음식물 찌꺼기는 장·방광·폐·피부의 4가지 배설 경로로 운반합니다. 문제는 림프계가 처리할 수 있는 것보다 더 많은 양의 독소를 처리해야 할 때 발생합니다. 즉, 제거되는 것보다 더 많은 노폐물이 생성되면 독소는 어딘가로 가야 하므로 문제가 시작됩니다.

엔진오일을 몇 년 동안 교환하지 않으면 어떻게 될까요? 찌꺼기 너무 많이 쌓여 엔진이 멈추게 됩니다. 림프시스템은 항상 깨끗하게 유지해야 합니다. 과부하가 걸리지 않도록 하지 않으면 제 기능을 발휘하지 못하게 됩니다. 그렇다면 림프시스템에 과부하가 걸리지 않게 하려면 어떻게 해야 할까요? 분명히 말씀드려서 이것은 몸의 '에너지'와 관련이 있습니다.

    인간의 소화 행위는 사자 무리가 먹이를 먹는 풍경과 유사합니다. 수놈 우두머리가 배를 채우고 나면 나머지 무리가 남은 먹이를 해치웁니다. 그런데 먹이가 너무 클 경우, 사자 무리가 먹은 먹이 냄새를 맡고 하이에나 무리가 달려듭니다. 하늘의 독수리들도 가세하면 먹이 전쟁터가 됩니다. 이제 들개들과 벌레들도 합세합니다. 당신이 필요 이상의 형형색색 음식으로 과식하지만 않는다면, 소화불량과 두통과 복통(하이에나와 독수리와 들개와 벌레들이 달려드는 것처럼)은 필요 없게 됩니다.

    당신이 에너지가 충분하다면 그 에너지로 소화도 하고 독소를 배출합니다. 그러나 소화하느라 에너지를 너무 많이 쓰면 에너지가 부족하므로, 충분한 에너지가 생길 때까지 독소가 몸 안에 저장됩니다. 죽은 음식으로 헉헉거리며 과식했기 때문입니다. 제거되지 않은 독소는 신체에 혼란을 일으켜 두통을 비롯한 각종 문제를 일으킵니다. 이 독소들은 매우 위험해서 혈액을 타고 뇌나 심장으로 가면 사망할 가능성이 있습니다. 그래서 이 독소들을 우리 몸의 가장 안전한 장소인 지방(배나 허벅지 등)에 저장됩니다. 어제의 독소가 남아 있는데 또 다른 독소가 들어오면, 현명한 우리 몸은 식욕을 당기게 해서 지방과 수분이 많이 들어있는 음식을 먹게 하고(죽게 하지 않으려고) 독소의 저장 창고를 넓게 만듭니다. 이것이 바로 당신이 살이 찌는 이유입니다.

통증에
감사해야 하는 이유

　신의 창조물이자 초지능적인 인간의 몸은 가만히 앉아서 당하고 있지 않습니다. 독소 수치가 포화점에 도달하여 건강이 위태로워지면 생존 메커니즘이 작동하여 비상벨을 울리는데 그 비상벨이란 무엇일까요? 당신이 '통증'이라고 대답하셨다면 정답입니다. 통증이라고 대답하신 당신은 '우리 몸의 자연치유 작용'에 큰 깨달음의 경지에 계신 분입니다. 이것은 우리 몸을 이해하는 데 아주 중요한 핵심 사항입니다.

　통증은 창조주가 창조물인 당신에게 비참하게 살라고 준 형벌이 아니라는 사실을 깨달은 분이시라면 '내 몸 안에 의사 100명'을 가진 셈입니다. 위험이 다가오면 당신의 몸은 '림프시스템이 막혔으니 빨리 청소하라'고 전화를 걸지 않고, 통증을 통해서 '몸이 잘못되었으니 조심하시오.'라고 신호를 보낸다는 밀입니다. 동증은 몸의 마법사와 같습니다. 만일 뜨거운 곳에 손을 데었을 때 통증이 없다면 어떻게 될까요? 사망입니다. 당신은 또다시 그 뜨거운 곳으로 몸을 던질 것이 뻔하기 때문입니다.

미국의 경우 성인 10명 중 9명은 정기적으로 어떤 종류든 통증을 경험한다고 대답했습니다. 이것은 참으로 놀랍고 안타까운 일입니다. 우주에서 우연히 일어나는 일은 없습니다. 나무에서 목적 없이 떨어지는 나뭇잎은 없습니다. 모든 일은 아무렇게나 일어나는 것이 아니라 분명한 이유가 있어서 질서정연하게 일어납니다. 통증도 마찬가지입니다. 통증은 해결하지 않으면 점점 더 악화될 상황을 알려주는 친근한 메신저입니다. 우리가 통증의 본질을 이해하고 림프시스템이 청소하게 하는 방식으로 행동하면, 통증은 그 목적이 달성되었기 때문에 사라집니다. 그러나 통증의 메시지가 불편하다는 이유로 적으로 간주해 공격을 감행하면서 문제가 발생합니다.

그 공격이란 무엇일까요? 바로 약물입니다. 머리가 쪼개지는 듯한 두통이 있다고 하더라도 약을 먹지 말라는 뜻이 아닙니다. 애초에 두통이 발생하지 않도록 하는 장기적인 식습관을 가지라는 뜻입니다. 약물은 임시방편입니다. 도둑이 들어와서 비상벨이 울리는데 시끄럽다고 비상벨 선을 끊고 다시 잠드는 것과 똑같다는 말입니다. 림프시스템을 적절히 관리하면 문제가 발생하기 전에 예방할 수 있습니다. 약물의 목적은 단 한 가지, 증상을 감추고 완화하는 데 사용됩니다. 감히 단언하건대 현존하는 수천수만 가지의 약물 중 질병을 없애거나 치료하는 것은 단 한 가지도 없습니다. 약은 그런 용도가 아닙니다. 진통제는 통증의 원인이 사라지지 않았는데도 통증의 원인이 사라진 것처럼 속이기 위해 고안된 것입니다. 통증을 제거한다고 해서 문제가 사라지는 것은 아닙니다. 단지 문제를 숨길 뿐입니다.

당신이 계속 약물을 복용하면 궁극적으로 질병이 치명적인 수준으로 발전하게 됩니다. 약물은 통증만 감추기 때문에 '독소로 인해 과부하가 걸린 림프시스템의 문제'라는 본질적인 문제는 계속 남아 있고 더 악화됩니다. 또한 약물 자체의 독성이 체내 독소 수치를 증가시켜 이미 과부하가 걸린 림프계에 더 큰 부담을 줍니다. 문제가 악화되면 신체는 할 수 있는 유일한 방법인 '더 심한 통증'으로 경보를 울립니다.

제약업계와 의료계는 점점 더 강력한 약물(더 강력하게 비싼 약물)을 사용해서 이에 대응합니다. 림프시스템이 깨끗하고 잘 작동하면 통증과 약물의 악순환이 끊어집니다. 이것이 신(자연)이 원하는 방식입니다.

몸에서 열이 나는 것이
치유의 시작이다

저는 당신에게 의사가 처방한 약의 복용을 지금 당장 중단하라고 말하지 않겠습니다. 약물 중단은 처방 의사의 감시하에 천천히 신중하게 진행되어야 합니다. 저는 약물 대신 덜 위험하고 장기적인 방법을 당신에게 제시할 뿐입니다. 우리 어리석은 인간이 자연의 뜻을 배반하는 가장 대표적인 예는, 열이 나는 어린이에게 항생제를 자동으로 투여하는 것입니다. 아무리 합리적인 사람이라도 아이가 열이 나면 당황합니다. 우리는 자동으로 항생제를 처방받기 위해 병원으로 향합니다. '체온이 올라가면 뇌 손상을 일으킬 수 있다'라는 말은, 가장 엉터리 주장 중의 하나입니다.

발열은 우리 몸을 방어하려는 자연치유의 한 과정입니다. 체내에 독소가 과도하게 축적되는 등의 비상 상황이 발생하면, 현명한 우리의 몸은 열을 만들어 신진대사를 가속화합니다. 이런 과정은 뇌에 있는 인간 온도 조절기인 시상하부視床下部, Hypothalamus의 명령을 받고 실행됩니다. 신진대사는 영양분의 흡수와 노폐물(독소)의 제거로 이루어집니다. 독소를 혈류로 전달시켜 배설 기관을 통해 몸 밖으로 배출되도록 촉매제 역할을 하는 것이 바로 발열작용입니다.

체온 조절은 인체의 가장 기본적인 메커니즘입니다. 우리가 추우면 몸을 움츠려서 몸 안의 열이 밖으로 나가지 못하게 합니다. 추우면 근육이 수축하면서 생기는 피부의 상태 변화를 '소름 돋는다'라고 말하는데요. 이것을 흔히 닭살이라고도 말합니다. 동물에게도 볼 수 있는 현상으로 추위를 막기 위해 털을 곤두세우는 보호기능입니다. 더우면 땀을 흘려 체온을 내려주는 것도 다르지 않습니다. 체온 조절과 같은 기본적인 메커니즘이, 몸의 보호기능이라는 사실을 받아들이는 것이 그렇게 어려운 일인가요?

저는 30년 넘게 다이어트와 질병 치유에 관련된 일을 하면서, 열이 나는데 항생제를 먹지 않아서 사망한 사람을 단 한 명도 보지 못했고 들어본 적 또한 없습니다. 발열은 독소 배출을 촉진하는 용도로 사용됩니다. 오히려 몸 안의 과잉 독소에 독성 약물이 더해져, 발열 환자를 심각한 중병에 이르게 하거나 사망했던 사례를 수없이 보아 왔습니다. 아이를 죽인 것은 약물인데 '열이 심해서 죽었다'라는 어처구니없는 변명도 우리는 듣습니다. 당신이 항생제의 본래 뜻을 알고 있는지 궁금합니다. 항생제抗生劑, Antibiotics란 '생명生에 저항抗한다'

는 뜻입니다. 생명을 살려야 하는데 생명에 저항해서야 어찌 질병을 치유할 수 있겠습니까?

발열을 두려워하지 마십시오. 발열은 초지능적인 우리의 몸이 스스로 보호하는 가장 일반적이고 명백한 증거입니다. 열이 나는 환자는 약물을 복용하지 말고, 아주 가볍게 먹고(신선한 과일과 주스만 먹는 것이 이상적), 물을 마시고, 움직이지 말고, 현명한 우리의 몸이 간섭 없이 일을 할 수 있도록 허용해야 합니다. 그러면 열이 원래의 목적을 달성하고 문 밖으로 유령처럼 사라질 것입니다.

인간은 독소를 자동으로 배출한다

이와 같은 초지능적인 림프시스템이 건강에 그렇게 중요한데, 왜 널리 알려지지 않았는지 당신은 궁금하실 것입니다. 정답은 돈입니다. 여기에는 돈이 들어 있지 않습니다. 깨끗한 림프시스템은 비만과 질병을 미리 예방합니다. 미국의 전체 의료산업은 연간 1조 3,000억 달러(하루 35억 달러)의 매출을 올리는 거대한 산업입니다. 이 산업은 대부분 문제가 생긴 후에, 그러니까 비만이 되거나 질병에 걸린 후의 치료에 의존합니다.

림프시스템을 세척하고 깨끗하게 유지하는 제품은 어디에도 없습니다. 누군가는 림프시스템 세척에 탁월한 어떤 약물을 만들어 노벨상도 받고 특허까지 받을 수도 있습니다. 그리고 한 알에 1만 원짜리를 평생 복용하면 죽을 때까지 비만과 질병에서 해방된다고 광고할 수도 있습니다. 만일 그런 약물이 존재하고 실제로 효과를 본다면 전 세계 의료산업은 그야말로 '폭망'할 것입니다. 제약회사와 의료계는 아마도 암살자를 고용해서 그를 없애려고 노력할 것입니다. 그러나 그런 일은 일어날 수가 없습니다. 림프시스템은 스스로 작동하기 때문입니다. 외부의 강요(약물)를 통해 청소되는 시스템이 아니기 때문입니다. 그것은 마치 심장을 억지로 뛰게 할 필요가 없는 것과 똑같습니다. 당신이 눈꺼풀을 억지로 깜빡일 필요도 없고, 당신의 위장이 억지로 음식을 소화할 필요도 없는 것과 똑같습니다.

인간의 몸은 스스로 시스템을 작동합니다. 만일 당신이 손가락을 살짝 베었다면 상처가 낫기 위해 아무것도 할 필요가 없습니다. 우리의 몸은 어떤 기계나 인공 장치와도 비교할 수 없는 정교함을 발휘하여 치료에 들어갑니다. 먼저 혈액을 응고시킵니다. 그런 다음 상처를 보호하기 위해 상처 위에 단단한 피막을 형성하고 그 아래에서 세포와 조직을 다시 붙입니다. 시간이 어느 정도 지나면 딱딱한 외피(피딱지)가 떨어지고 상처가 치유됩니다. 대단하지 않습니까?

림프시스템도 마찬가지입니다. 인간의 몸은 독소를 분해할 기회가 주어졌을 때, 누가 시키지 않아도 자동으로 독소를 분해하고 몸 밖으로 배출합니다. 당신이 살아있는 음식을 더 많이 섭취하면 이러한 기회는 더 자주 만들어집니다. 따라서 당신은 다이어트를 위해 특별한 일(약물이나 수술 등)을 할 필요가 없습니다. 산 음식으로 더 많은 독소를 배출하기만 하면 됩니다. 맑은 피부와 건강한 영혼까지 보너스로 받게 됩니다.

살이 빠지면 영혼이 정화되는 이유

산 음식으로 림프시스템이 개선되어 독소가 완전히 배출되면 살만 빠지는 것이 아닙니다. 당연히 생식 기관의 기능도 향상됩니다. 저는 지난 몇 년 동안 여러 가지 이유로 아이를 갖지 못한 부부들을 알고 있습니다. 아내의 난소에서 배란이 되지 않거나 남편의 정자 수가 너무 적은 것이 원인입니다. 그들은 의사에게 도움을 청했지만, 별다른 성과를 거두지 못했습니다. 그들은 저와 상담한 후 제 책들을 읽고 식단에서 산 음식의 함량을 대폭 늘린 후 모두 임신과 출산에 성공했습니다.

모든 감각이 더욱 예민해집니다. 예민해졌다는 말은 '정상화'되었다는 말입니다. 청력과 시력이 좋아졌다는 사람들도 많았고 머리카락과 피부가 더 빛나게 되었다는 사람들도 많았습니다. 눈 밑에 보라색 주머니를 가지고 있던 사람들도 몇 주 혹은 몇 달 만에 완전히 깨끗해졌습니다. 살이 빠지면서 신체의 기능이 완전히 달라졌다는 분들의 이야기는 몇 트럭 분이 넘고, 이런 이야기만으로 저는 1년 넘게 당신과 이야기할 자신이 있습니다.

우리 몸의 모든 구성 요소는 혼자서 작동하는 법이 없습니다. 놀랍도록 협력적인 방식으로 작동합니다. 근육과 뼈, 인대와 힘줄, 손가락과 손바닥이 모두 함께 작용하여 물체를 잡을 수 있는 이유와 똑같습니다. 물리적인 것에서 끝나는 것이 아닙니다. 감정이 개선됩니다. 당신은 감기에 시달리다가 낮잠을 자고 난 오후의 그 청량감을 기억할 것입니다. 우리 몸은 영혼을 담는 그릇입니다. 몸이 깨끗이 청소되면 영혼이 맑아집니다. 산 음식을 많이 먹기 시작하면서 아기 피부가 되었고 짜증이 없어졌다는 말을 저는 30년 넘게 들어왔습니다. 그래서 '음식이 바뀌면 몸이 바뀌고 몸이 바뀌면 영혼이 바뀐다'라는 말이 나온 것입니다.

이 모든 것이 사실이라고 제가 말하면 '너무 좋은 것만 말하는 것 아냐?'라고 당신이 말할 것이라는 사실 또한 잘 알고 있습니다. 그러나 그것은 단지 당신의 조건화된 사고 때문입니다. 시중의 상업자본주의 의료시스템에 의해 세뇌된 교육 때문입니다. 당신의 살아있는 몸은 기적이며, 산 음식을 먹는 것만으로도 기적적인 일을 할 수 있다는 점을 분명히 말씀드립니다. 저는 지난 30년 넘게 놀랄만한 결과를 얻은 사람들을 수도 없이 봐왔기 때문에 한순간도 의심해 본 적이 없습니다.

당신이 피곤한 이유
(만성피로 증후군)

에너지가 없으면 우리는 아무것도 할 수 없습니다. 모든 에너지가 사라지면 우리 삶은 끝납니다. 어떤 사람은 무슨 일을 하든 허리에 묶인 피아노를 끌어당기는 것처럼 힘들어 보입니다. 어떤 사람은 열정이 넘쳐서 참새가 하늘을 오르며 소리 내듯 즐겁게 일하는 사람도 있습니다. 1990년대부터 에너지가 사라진 상태의 질병을 설명하는 용어가 나타났는데, 만성피로 증후군 Chronic Fatigue Syndrome 이 바로 그것입니다. 만성피로 증후군은 만사가 귀찮고 무슨 일을 해도 피로와 중압감을 느끼는 것이 특징입니다. 이 증후군의 육체적 증상으로는 근육 약화 · 불면증 · 두통 · 관절통 등이 있고, 정신적 증상으로 건망증 · 사고력 저하 · 집중력 저하 · 우울증 등이 뒤따라옵니다.

만성피로 증후군은 불로 익혀 조리된 음식, 즉 죽은 음식을 장기간 섭취하여 림프시스템이 제대로 작동하지 않기 때문에 발생한 전형적인 예라고 저는 주장합니다. 독소를 제거하기 충분한 에너지가 공급되지 않으면 과도한 독소 때문에 림프시스템에 과부하가 걸린다고 앞서 말씀드렸습니다. 어떤 사람은 겨드랑이의 땀샘에서 통증이 나타나기도 합니다. 우리 몸에서 림프시스템이 가장 많이 분포된 곳이 겨드랑이이기 때문입니다. 이것은 전혀 놀라운 일이 아닙니다.

그곳이 독소로 가득 차 있기 때문입니다. 사타구니와 겨드랑이는 독소가 가득 차 있기 때문에 냄새 또한 많이 납니다. 그것은 아주 당연한 일이고 자연의 법칙입니다. 냄새가 많이 난다고 겨드랑이 쪽 림프절을 제거하는 수술 또한 횡행한다는 사실을 저 또한 잘 알고 있습니다. 그것은 마치 쓰레기장에 파리가 많다고 쓰레기장 자체를 없애는 것과 다름없습니다. 쓰레기장 자체를 없애면 매일 나오는 쓰레기는 어디로 가야만 한다는 말입니까? 쓰레기(독소)는 매일 나오는 것이므로 매일 매일 말끔히 청소하는 것이 최선이라는 말입니다.

의학적 접근 방식은 정말 우스꽝스럽습니다. 만성피로 증후군의 원인 또한 잘 알려진 바가 없습니다. 의료계는 바이러스가 범인 중의 하나라고 주장합니다. 헤르페스 · 엔테로 · 레트로와 같은 바이러스라고 주장하기도 합니다. 의료계는 어떤 문제에 대한 해답이 없어 어리둥절해질 때마다 바이러스를 들고나와서 책임을 회피하는 경향이 있습니다.

이처럼 원인이 밝혀지지 않았음에도 몇 가지 치료법이 있는데,

모두 돈이 되는 약물과 관련이 있습니다. 항바이러스제인 조비락스 Zovirax가 있고 히스타민 차단제인 타가메트Tagamet와 항불안제인 자낙스Zanax 등이 있습니다. 이러한 약물은 원인을 해결하지 못하기 때문에 효과가 없을 뿐 아니라, 오히려 이미 어려움을 겪고 있는 림프 시스템에 새로운 독소를 추가하여 문제를 더욱 악화시킵니다.

인간의 몸 내부에도 독소를 정화하는 대표적인 시스템이 있는데 바로 침묵의 장기라 불리는 간입니다. 오른쪽 갈비뼈 아래 위치한 간은, 약물이나 과도한 음식(술 · 공장음식 · 육류 등)을 섭취했을 때 해독 능력이 저하되어 붓기도 합니다. 프랑스의 대표적인 요리인 푸아그라Foie Gras(살찐 간이라는 뜻)를 만들기 위해서는 거위의 간을 그야말로 기름지고 붓게 해야 합니다. 거위의 간을 크게 만들기 위해 인간은 어떤 일을 할까요?

거위의 입에 호스를 끼우고 매일 1.5kg의 음식을 강제로 주입합니다. 사람으로 치면 고기 100인분을 하루에 먹는 양과 같다고 할 수 있습니다. 잔인한 방법이 아닐 수 없습니다. 거위도 인간도 과도한 음식을 섭취하면 간 수치가 높아지고 간이 붓게 됩니다. 거위도 인간도 해독 능력이 떨어지고 무기력해지며 만성피로가 생깁니다. 만성피로 증후군이란 소화 기관이 항상 초과 근무를 하고 있다는 사실을 명심하면 모든 문제가 해결됩니다. 먹는 것을 산 음식으로 바꾸어 케케묵은 피로를 녹여 없애면 해결됩니다.

비타민과 미네랄은
모두 식물에서 나온다

　인간을 포함한 모든 동물은 살기 위해 반드시 먹어야 하고, 먹지 않으면 죽습니다. 수많은 종류의 음식이 끝없이 다양한 맛으로 우리를 유혹하고 있지만, 우리는 먹는 행위의 가장 중요한 이유를 잊고 삽니다. 그것은 바로 생명의 구성 요소인 영양소를 몸에 공급하는 것입니다. 이러한 영양소는 비타민·미네랄·아미노산·지방산·항산화제 등처럼 알려진 물질과 알려지지 않은 각종 물질을 통해 얻어집니다. 이러한 물질은 혈액·뼈·피부·치아·머리카락 등으로 바뀝니다. 이처럼 복잡한 과정을 우리는 당연하게 여기지만 이 과정을 완벽하게 설명할 수 있는 과학자는 이 지구상에 존재하지 않습니다.

　생리학 서적에는 놀라운 인체의 활동과 과정을 설명하는 수천수만의 중요한 사실들이 가득하지만, 이것들을 모두 합친다고 해도 아직 일러지시 않은 것보다 훨씬 적을 것입니다. 영양소의 '일일 권장량'이라는 것도 있지만 이것 또한 추측에 불과합니다. 우리는 아직 확실히 알지 못합니다. 많은 비타민이 세세히 분리되어 이름이 붙여졌지만, 비타민이 모두 발견되었다고 할 수는 없습니다. 장담합니다만 앞으로 수십 종류의 비타민이 등장할 것입니다. 또한 거기에 맞춰서 각양각색의 비타민 알약이 제약회사에 의해 등장할 것입니다.

면역 체계를 강화하거나 알츠하이머를 예방하는 물질이 새로 발견되었다는 소식이 매일 매스컴을 장식합니다. 그런데 그 물질의 출처는 모두 식물에서 나오는 원료입니다. 당신은 어떤 치료성분이 돼지고기나 소고기에서 분리되었다는 소식을 들어본 적이 있습니까? 과거에도 없었고 앞으로도 듣지 못할 것입니다.

식물에는
콜레스테롤이 없다

당신은 747 점보제트기에 대해 잘 아실 것입니다. 사이즈가 크고 내부에 나선형 계단이 있어 위층으로 올라갈 수도 있습니다. 747은 약 500명을 태울 수 있습니다. 이 거대한 항공기가 추락하여 탑승자 전원이 사망하는 비극이 발생하면 사고 원인이 밝혀질 때까지 몇 년 동안 뉴스에 오르내립니다. 경찰과 미국가교통안전위원회NTSB는 사고의 원인이 밝혀질 때까지 끈질기게 추적합니다.

747기 5대가 연중 하루도 쉬지 않고 추락한다면 매일 2,500명이 사망하는 셈입니다. 그런데 이보다 더 많은 사람이 심혈관 질환 한 가지로 사망하고 있다는 사실을 당신은 아시나요? 심혈관 질환은 심장과 그 주변의 혈관과 관련된 모든 질병을 말합니다. 여기에는 심장마비 · 뇌졸중(중풍) · 죽상동맥경화증(동맥벽에 지방 침전물이나 섬유질이 쌓이는 것) · 동맥경화증(동맥벽이 두꺼워지거나 딱딱해지는 것) 등을 말합니다. 심혈관 질환으로 인한 사망자 수는 다른 모든 질병의 사망 원인을 합쳐도 그 사망자 수에 미치지 못할 정도로 많은 생명을 앗아갑니다. 거기에다 당신의 발걸음을 멈추게 할 만한 또 하나의 사실이 있습니다. 미국 어린이의 98%가 이미 심장 질환의 증상을 한 가지 이상 가지고 있다는 사실이 그것입니다.

심장을 오가는 정맥과 동맥이 막히면 그때부터 문제가 시작됩니다. 이러한 막힘의 주요 원인이 무엇인지 알고 계십니까? 바로 포화 지방과 콜레스테롤입니다. 특히 과잉 콜레스테롤이 건강에 미치는 위험은 매스컴을 통해서 이미 알려져 있습니다. 1990년 미국립보건원NIH은 '고혈당 콜레스테롤과 심장병의 관계는 명백하며 혈중 콜레스테롤 수치를 낮추면 분명한 이점이 있다'라며 원인을 명확히 밝혔습니다. 혈액 내 콜레스테롤 수치를 우리는 '혈청 콜레스테롤'이라고 합니다. 이는 혈액 100밀리리터당 콜레스테롤의 밀리그램 퍼센트mg%로 측정됩니다. 콜레스테롤 수치가 260mg%인 사람은 그 수치가 200mg%인 사람보다 심장마비로 사망할 확률이 몇 배 더 높습니다. 미국에서는 200mg%가 기준이 되어 200mg% 이하이면 괜찮고 200mg% 이상이면 위험하다고 간주합니다. 미국의 평균적인 사람들은 확실히 200mg% 이상입니다.

이처럼 정부 기관에 의해 기준점이 제시되면 신나는 사람들이 있습니다. 바로 식품회사와 제약회사가 그들입니다. 식품회사들은 콜레스테롤이 함유되어 있지 않다고 주장하는 식품을 만들어내고, 제약회사는 콜레스테롤을 낮출 수 있다고 주장하는 제품을 출시하기 시작합니다.

옛날에 남녀가 소개팅으로 만나면 '안녕하세요, 제 이름은 밥입니다'라고 말하기만 하면 되었습니다. 또는 '저는 물병자리인데 별자리가 뭐죠?'라고 말하면 되었습니다. 그게 전부였습니다. 그러면 마치 두 사람이 오랜 친구인 것처럼 대화가 자연스럽게 이어졌습니다. 그런데 지금은 조금 달라졌습니다. 지금은 '안녕하세요, 제 이름은 피터Peter입니다. 저는 에이즈 음성이고 콜레스테롤 수치가 200 미만입니다'와 같은 식으로 말하게 되었습니다. 이것은 무슨 뜻일까요? '당신과 섹스할 수도 있고 심장마비로 곧 죽지 않는다'라는 것을 의미합니다.

매스컴에서는 계속해서 과잉 콜레스테롤의 위험성을 제기하는데도, 여전히 콜레스테롤이 어디에서 생성되는지 혼란스러워하는 사람들이 많습니다. 콜레스테롤은 동물의 간에서 생성됩니다. 실제로 우리 인간은 매일 약 1,000mg 정도의 콜레스테롤을 생성합니다. 이 콜레스테롤은 인간의 생명에 필수적인 물질입니다. 눈을 깜박이는 것부터 침을 삼키는 것, 걷는 것부터 음식을 소화 시키는 것에 이르기까지 신체의 거의 모든 기능에 콜레스테롤이 필요합니다. 그러나 정작 큰 문제가 되는 것은 우리 몸이 스스로 생성하는 콜레스테롤이 아니라, 우리가 먹는 다른 동물의 콜레스테롤입니다. 이것은 아주 큰 문제입니다.

　당신이 먹는 어떠한 식물성 음식에도 콜레스테롤은 없습니다. 심지어 지방 성분이 좀 과다한 견과류나 아보카도 등에도 콜레스테롤은 없습니다. 콜레스테롤은 그 식물성 음식을 섭취한 후 당신의 간이 생성해 냅니다. 그런데 고기·생선·계란·우유·유제품 등에는 그 동물이 만들어낸 콜레스테롤이 필요 이상으로 풍부(?)하게 들어 있다는 사실을 아셔야 합니다. 이것이 결론입니다. 당신이 동물성 식품을 적게 섭취할수록 몸에 치명적인 과잉 콜레스테롤이 줄어듭니다. 당신은 동물성 식품을 먹지 않는 채식주의자에게 콜레스테롤 수치가 높다는 이야기를 들어본 적이 없을 것입니다.

　일부 식품회사는 의도적으로 첨가하지 않는 한 애초에 콜레스테롤이 들어 있을 수 없는데도 '콜레스테롤 없음'이라는 큰 글씨로 제품을 광고하여 혼란을 부추깁니다. 얼마 전 TV에서 혼합 견과류 캔을 광고하는 광고를 봤는데, '그리고 콜레스테롤이 없습니다'라고 소리 높여(?) 외치는 것을 봤습니다. 차라리 '담배꽁초도 없습니다'라고 덧붙이는 게 낫지 않았을까 싶습니다. 담배꽁초를 넣지 않는 이상 담배꽁초가 들어 있을 리가 없기 때문입니다. 아니면 쥐약이나 면도날이 없다고 하면 어떨까요? 견과류 캔에 콜레스테롤이 포함될 수 있는 유일한 방법은 잘게 썬 '동물의 간 조각'이 섞여 있는 경우뿐입니다. 당신이 혈중 콜레스테롤 수치를 현격히 줄이는 유일한 방법은, 산 음식의 양을 늘리고 동물성 식품을 줄이는 것 외에는 방법이 없다는 사실을 분명히 말씀드립니다.

완전히 배출하면
변비는 없다

 질병과 비만을 치료한다는 수많은 의사가 잘 언급하지 않는 것이 있는데 바로 배변입니다. 앞서 말씀드린 80대의 제 스승 브레머 씨는 '이봐 친구야, 나이가 들수록 아침에 일어나 배변을 하는 것만큼 인생에서 축복받은 일은 없다네'라고 말한 적이 있습니다. 우리는 평소에 '지금의 행복'에 대해 잊고 삽니다. 휠체어 없이도 걸을 수 있고, 호흡기 없이도 숨을 쉴 수도 있고, 의수義手없이도 물건을 집을 수 있다는 것에 대한 고마움을 잊고 삽니다. 또 하나의 고마움이 있는데 바로 '아침마다 배변'입니다.

 수많은 변비 환자가 정상적인 배변을 하지 못해 매년 수억 달러를 변비약에 지출하고 있다는 사실은 참으로 슬프고 안타까운 일입니다. 몸에서 노폐물을 제거하는 것은 호수에 돌을 던지는 것보다 쉬워야 합니다. 식이섬유가 핵심입니다. 식이섬유는 오직 식물에서만 발견됩니다. 지구상의 어떤 동물성 식품에도 식이섬유는 제로(0)라는 사실을 분명히 말씀드립니다. 돼지고기에도 소고기에도 생선에도 식이섬유는 전혀 없습니다. 식이섬유, 즉 섬유질은 과일·채소·견과류·씨앗·곡물 등에 함유된 질긴 부분입니다. 아주 쉽게 설명해서 식물이나 곡물의 질긴 줄기 부분이라고 생각해도 좋습니다. 섬유질은 소화 효소에 저항하기 때문에 인간이 소화할 수 없습니다.

그러면 왜 식물은 채식 동물(인간을 포함한)에게 식이섬유를 먹이로 주었을까요? 소화도 되지 않는 물질을 창조주가 동물에게 먹이로 주는 데는 반드시 이유가 있습니다. 바로 '번식' 때문입니다. 앞에서도 말씀드렸듯이 모든 생명체는 반드시 생존과 번식이라는 두 가지 목적을 가지고 존재합니다. 사과나무의 경우 열매가 익어 동물이 먹게 되면 번식을 위한 작업에 돌입하는데요. 씨앗을 멀리 퍼트릴수록 자손이 번성하므로, 맛과 영양분을 포함해서 한 가지 더 추가로 선물하게 되는데 그것이 바로 '식이섬유'입니다. 사과를 먹은 침팬지가 소화불량이나 변비로 고생하게 된다면 다시는 사과를 먹지 않을 것이 당연합니다. 결국 침팬지와 같은 영장류의 이동을 통해 씨앗을 널리 퍼트리려는 사과나무의 전략은 실패로 돌아갑니다.

최고급 식이섬유를 섭취하는 가장 좋은 방법은 불로 조리하지 않은 자연 상태의 산 음식을 섭취하는 것입니다. 식이섬유는 완전한 배출을 위해 절대적으로 필요합니다. 식이섬유는 지방과 노폐물을 흡수하는 탁월한 기능이 있습니다. 지방과 노폐물이 혈관을 타고 혈액으로 들어가면 각종 혈관질환이 발생합니다. 콜레스테롤 수치를 낮추는데 최고의 의사라는 점을 분명히 밝혀둡니다.

TV만 틀면 하얀 가운의 전문가들이 나와 '식이섬유가 많아 변비를 해결하는 쾌변00정'하고 소리를 높입니다. 감히 말씀드리지만 그들은 거의 사기꾼입니다. 정확히 말하자면 사기업체에 고용된 전문가일 뿐입니다. 그들도 식품업체나 제약회사에서 써준 대본을 마치 진실인 양 읊어댈 뿐입니다. 그들은 그 제품에 온갖 종류의 화학물질을 투하했다는 사실에는 입을 열지 않습니다. 란셋 저널 The Lancet 은 제약업계나 식품회사의 연구비를 받지 않기로 유명한 세계 최고의 의학잡지로 평가받습니다. 이 저널에 발표된 최근의 논문에 의하면 '특정 섬유질 보충제를 복용하는 사람들에게서 암을 전이시킬 가능성과 대장폴립 등이 발견될 가능성이 더 높다'라고 발표했습니다. 그 논문의 마지막은 '살아 있는 식이섬유가 풍부한 과일과 채소가 유일한 대안'이라고 장식하고 있습니다.

세계 최고의 의과대학으로 평판을 받는 미국 존스홉킨스 Johns Hopkins 의대에서는 45만 명분의 데이터를 종합하여 '비타민이나 미네랄 등의 영양제를 섭취하는 것은 돈을 낭비하는 것이다. 영양제의 장기적인 건강 효능을 뒷받침하는 증거는 없으니 이제 이를 잊어버리자'라고 발표했습니다. 당신은 무려 45만 명분의 데이터를 믿으시겠습니까, 돈을 받고 TV에 출연한 하얀 가운의 전문가를 믿으시겠습니까?

　누군가 자기의 주장을 말하고 광고를 통해서 돈을 번다면 그것은 진실이 아닐 확률이 99%라고 저는 장담합니다. 진실을 말하는 사람은 확성기를 통해 소리 높여 말하지 않는 법입니다. 현자賢者는 집집마다 대문을 두드리며 '진리를 알라'고 외치지 않습니다. 대문을 급하게 두드리는 사람은 모두 그 물건을 파는 사람들입니다. 이 세상의 모든 어리석은 사람 중에서 가장 큰 대가를 치르는 사람은, 진실이 아닌 것을 너무나 열정적으로 믿는 사람입니다. 자기가 속은 줄도 모르고, 해탈한 듯 웃으며 관에 몸을 눕히는 사람이 너무도 많은 세상입니다.

평균 수명을 2배로 늘린
윌포드 박사의 생쥐실험

오래 사는 것을 거부하는 사람은 없습니다. 중국의 진시황도 불로초를 얻고자 전 세계에 사람을 파견했지만, 그 많은 재산과 영토를 남기고 불과 49세에 죽음을 맞이했을 뿐입니다. 생명보다 더 큰 선물은 없고 장수는 가장 큰 선물입니다. 여기서 제가 말하는 장수는 수명을 연장하기 위해 기계에 연결된 튜브를 몸에 꽂고 침대에 갇혀 있는 삶이 절대 아닙니다. 저는 오래 살면서도 활기찬 삶을 얘기하고 있습니다.

사람들에게 무작위로 장수의 가장 중요한 열쇠가 무엇이라고 생각하는지 물어봤을 때, '소화 과정을 간소화하는 것'이라고 말하는 사람이 몇 명이나 될지 궁금합니다. 대부분의 사람은 장수와 소화가 직접적인 연관성이 있다는 사실을 전혀 모릅니다. 우리가 평생 70톤 정도의 음식을 먹고 그것을 분해하고 소화하고 필요한 것을 추출하고 노폐물을 제거하는 전체 과정은, 다른 모든 에너지 사용량을 합친 것보다 더 많은 에너지가 필요합니다. 물론 장수에는 수없이 많은 요인과 관련 있다는 사실을 저도 잘 알고 있습니다. 그러나 저는 '잘 작동하는 소화 시스템'이 장수에 가장 큰 요인이라고 주장하는데 일말의 의심도 없는 1인입니다.

제가 과거에 여러 번 글을 쓰고 강연에서 언급했던 한 신사에 대해 말씀드리려고 합니다. 그는 '소화가 장수의 1등 공신'이라는 사실을 널리 알리는 데 중요한 역할을 한 사람입니다. 그의 이름은 로이 월포드Roy Walford입니다. 월포드 박사는 의사이자 UCLA 교수이며 세계에서 가장 저명한 노화 연구의 대가로 꼽힙니다. 월포드 박사는 생쥐실험으로 그의 명성을 떨치게 되었습니다. 쥐의 평균 수명은 약 2년입니다. 그러나 월포드 박사의 실험에 사용된 쥐들은 모두 그보다 2배나 더 오래 살았습니다.

만일 인간에게 그대로 적용했다면 150살 넘게 살 수 있다는 말이 됩니다. 생쥐들은 모두 2배나 오래 장수했을 뿐만 아니라 살아있는 동안 심장병이나 암에 거의 걸리지 않았습니다. 이런 질병에 걸린 쥐가 몇 마리 있었지만, 대부분 2배를 더 살고 난 후 죽기 얼마 전에 일어난 현상이었습니다. 어떻게 그럴 수 있었을까요? 마법도 없었고 이국적인 신물질도 없었고 신비한 치료법도 없었습니다. 그는 일주일에 이틀 동안 소화 기관을 온전히 쉬게 했을 뿐입니다. 이것이 바로 이 방법의 핵심입니다. 그는 일주일에 이틀 동안 쥐에게 금식을 시키고, 물만 먹여 소화에 에너지가 소모되지 않도록 함으로써, 쥐의 수명을 2배로 늘렸습니다. 월포드 박사 또한 일주일에 이틀을 단식하며 건강한 채로 노년을 질병 없이 살고 있습니다.

질병을 치유하는 일이나 살을 빼는 일도 이와 다르지 않습니다. 소화 기관에 부담을 지우지 않으면 모두 해결(비만과 질병이)되는데, 그중 1등은 산 음식을 먹으면 해결된다는 예를 들기 위해 월포드 박사의 생쥐실험을 예로 들었을 뿐입니다. 질병도 다이어트도 장수도 모두 하나의 길로 통한다고 말하기 위해서입니다.

| 8장 |

다이어트할 때
궁금한 질문 10가지

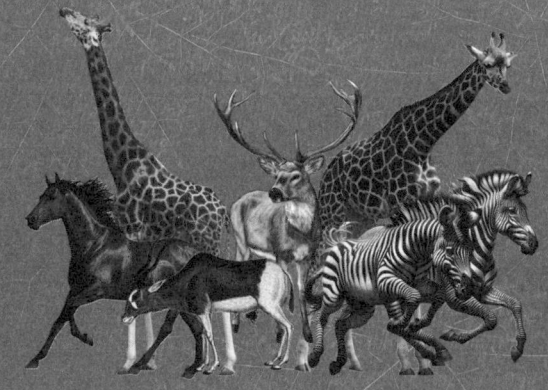

단백질을 먹어서 단백질이 생기는 것이 아니라
식물에 있는 아미노산을 통해서 단백질을 합성한다는 말입니다.
코끼리나 고릴라가 단백질 결핍증이 없는 이유도 바로 이 때문입니다.
코끼리나 고릴라는 필요한 모든 아미노산을 식물계에서 공급받기 때문입니다.

・・・

이 책에서 당신의 모든 질문에 대답할 수는 없습니다. 그러나 그동안 수없이 많은 질문을 받아 온 저로서는, 가장 일반적인 질문이 무엇인지 잘 알고 있습니다. 다음은 지난 30년 이상 가장 자주 받은 질문 10가지입니다.

1.
과일과 채소만 먹으면
단백질이 부족하지 않을까요?

저는 지금까지 쓴 모든 책에서 단백질에 대한 주제를 다루었습니다. 저는 〈다이어트 불변의 법칙〉과 〈나는 질병없이 살기로 했다〉, 〈자연치유 불변의 법칙〉 등 많은 책을 통해서 100개가 넘는 수많은 과학적 연구를 활용하여 저의 이론을 증명했습니다. 저는, 진실을 파악할 수 있는 최선의 방법은 상식과 본능이라고 주장하는 1인입니다. 우리 어리석은 인간들은 과잉 교육받은 전문가들이 내뱉는 알 수 없는 현란한 용어에 휘둘리는 경향이 있습니다.

배가 고플 때 먹고 목이 마를 때 물을 마시면 그만입니다. 그것이 자연의 법칙입니다. 배가 고프지 않은데 세 끼를 반드시 먹어야 한다고 전문가가 말했다며 '아침밥 논쟁'을 벌일 필요가 없습니다. 목이 마르지 않은데 2리터의 물을 마셔야 한다는 흰옷 입은 전문가들이 말을 듣고 '이사가 그랬단 말이야!'라며 '자기 생각 없는 삶'을 살면서 통장을 털리는 사람들이 대부분입니다. 추울 때 햇빛에 의존하고 더울 때 나무 그늘을 찾듯 상식과 본능에 의지해야 합니다. 저도 박사학위까지 받았지만, 자외선 수치를 장황하게 설명하면서 자외선A,B,C(UVA, UVB, UVC)를 나열할 필요를 저는 못 느낍니다.

먼저 저는 채식주의자도 아니고 동물보호론자도 아니며 환경보호론자도 아니라는 점을 분명히 말씀드리고 싶습니다. 굳이 한 단어로 요약하자면 '내 몸 보호론자'인 셈입니다. 제 유일한 관심사는 인간의 건강입니다. 저는 25년 넘게 채식주의자였지만 나이가 들면서 생각의 변화가 있었습니다. 저는 항상 독자들에게 오랫동안 무언가를 갈망한다면 그것은 몸이 원하거나 필요로 하는 것일 테니 먹어보고 기분이 어떤지 보라고 말하곤 합니다.

25년 동안 고기를 먹지 않던 어느 날, 맑고 푸른 하늘 아래서 사자가 사슴의 고기를 갈망하듯 숯불에 구운 스테이크를 먹고 싶어지기 시작했습니다. 아무리 그 갈망을 무시하거나 비정상적인 욕망이라고 스스로 설득하려 해도 머릿속에서 지울 수가 없었습니다. 그래서 결국 저는 25년 만에 스테이크를 먹어보았습니다. 스테이크는 정말 맛있었고 기분이 좋았습니다. 물론 샐러드와 채소를 함께 먹었습니다. 지금도 아주 가끔 스테이크, 연어, 닭고기 등을 먹기도 합니다. 항상 샐러드를 곁들인다는 원칙은 반드시 지킵니다. 그러나 채식주의가 가장 건강한 방법이라는 생각에는 변함이 없습니다.

한 가지 생각해 볼 것이 있습니다. 우리 인류는 불을 발견한 후 육식을 시작하기 전에 어떻게 단백질을 섭취할 수 있었을까요? 인류가 침팬지에서 분화해서 나무에서 내려와 아프리카 초원에서 두 발로 걷기 시작한 시기를 인류학자들은 700만 년 전으로 보고 있습니다. 또한 불을 발견해서 동물의 사체를 구워 먹기 시작한 시기를 150만 년 전으로 봅니다. 그렇다면 우리 인류는 어떻게 그 사이 550만 년 동안 지구에서 생존했을까 생각해 봅니다. 당연히 우리 인류는 과일과 견과류와 채소 등을 통해서 단백질을 섭취하면서 살아남아 종족을 이어갈 수 있었습니다.

육상의 제왕 사자, 하늘의 수호자 독수리, 바다의 포식자 상어를 생각해 봅시다. 이 엄청난 육식동물의 공통점은 무엇일까요? 그들에게는 모두 포획하고 죽이고 삼킬 수 있는 육체적 도구들을 구비하고 있습니다. 강력한 속도, 힘, 발톱, 치아, 발톱이 바로 그것들입니다. 이러한 도구들은 육식동물이 가지고 타고난 것입니다. 우리에겐 그런 도구들이 없습니다. 만일 당신이 어딘가에 버려지거나 고립되어 총이나 칼, 난로나 불도 없이 살아가야 한다면, 당신은 먹기 위해 무엇을 찾게 될까요? 사슴이나 멧돼지를 쫓아갈까요? 어떻게든 따라잡았다고 해도 그다음에는 어떻게 할까요? 돌멩이 등으로 그 동물을 죽였다고 해도 그다음에는 어떻게 할까요? 육식동물처럼 피를 마시고 생고기를 날로 뜯어 먹겠습니까?

당신은 죽은 동물의 내장을 뜯어 먹을 기대감에 침을 흘리시나요? 식료품점에 가서 깔끔하게 포장된 소고기를 살 수 있는 편리함이 없다면, 직접 소를 도축하여 고기를 먹고 싶어 하는 사람은 없을 것입니다. 내장을 헤집고 원하는 부위를 꺼낸 다음, 다음 날에도 계속 같은 일을 할 수 있을까요? 이런 일을 하는 것은 호모 사피엔스의 본성이 아닙니다. 굶어 죽을 정도로 배가 고파서 어떻게든 잡아서 배 속에 집어넣겠다는 생각으로 멧돼지를 쫓고 있는데, 멧돼지가 사과 과수원을 향해 달려간다면 어떻게 하시겠습니까? 계속 멧돼지를 쫓겠습니까, 사과로 배를 채우시겠습니까? 당신의 치아는 멧돼지의 목을 물어 죽일 정도로 강력하지 않고, 멧돼지의 배를 찢을 수 있도록 설계되지 않았습니다. 그러나 나무에서 열매를 따는 일에는 완벽하게 설계되었습니다. 인간과 침팬지의 손은 과일을 손으로 잡고 부드럽게 돌려 딸 수 있게 설계되어 있습니다. 인간과 침팬지의 치아는 과일을 베어 물 수 있게 되어 있으며 혀와 입술로 과즙을 흡수할 수 있게 설계되어 있습니다.

영장류인 침팬지(인간과 유전자가 99% 일치하는)와 비교 연구하면서 인간이 과일을 먹는 동물이라는 사실을, 더글라스 그라함Douglas Graham 박사처럼 논리적이고 실증적으로 증명해 낸 사람은 지구상에 없습니다. 그는 저와 함께 세계 자연위생학 학회를 이끌었던 위대한 인물입니다. 그의 탁월한 분석을 기록한 〈산 음식 죽은 음식〉80/10/10Diet을 읽으신다면, 어떤 전문가의 현란한 말솜씨도 그의 진실을 향한 논리에 압도당할 것으로 저는 확신합니다. 그라함 박사는 탄수화물 80%, 단백질 10%, 지방 10%를 주장합니다. 이 주장은 앞서 5장에서 언급한 오키나와섬의 장수비결(탄수화물 85%, 단백질 9%, 지방 6%)과 거의 일치한다는 사실로도 증명합니다.

우리는 단백질을 먹어야 힘이 세진다고 생각합니다. 그러나 저 들판의 코끼리와 물소와 낙타와 말 등 힘센 동물은 무엇을 먹고 힘이 셀까요? 무거운 짐을 들고도 지치지 않고 지구력이 센 동물들은 모두 식물성 음식만 먹습니다. 지구력 면에서 사자와 호랑이는 제로에 가깝습니다. 그들이 하루 20시간 가까이 잠을 자는 이유이기도 합니다. 쟁기를 끄는 호랑이는 볼 수 없습니다. 황소 코끼리는 몸무게가 10톤이 넘고 엄청난 짐을 나르며 땅에서 나무를 뽑아낼 수 있습니다. 코끼리는 풀과 나뭇잎을 먹고 삽니다.

놀라운 근육을 가진 은등고릴라의 경우 인간보다 3배 정도 크지만 힘은 30배 이상 강합니다. 은등고릴라는 대나뭇잎과 과일만 먹는 동물입니다. 은등고릴라와 팔씨름해서 이길 수 있는 인간은 지구상에 없습니다. 당신은 이 모든 동물이 어떻게 고기를 먹지 않고도 그토록 강력한 근력을 발달시킬 수 있는지 궁금하지 않으신가요? 우리는 단백질 섭취를 위해 소고기를 즐겨 먹습니다. 소고기는 우리에게 가장 이상적인 단백질이라고 알려져 있습니다. 그러나 우리는 소가 스테이크를 먹는 모습을 본 적이 없습니다. 소는 그 많은 근육을 생산하기 위해 무엇을 먹을까요? 풀과 곡물입니다. 그렇다면 정답은 무엇일까요? 인간이 살아가기 위해서 단백질이 필요하다는 것은 의심할 여지가 없습니다. 그러나 코끼리, 물소, 고릴라가 단백질을 얻는 것과 같은 방식으로 우리 인간도 단백질을 얻을 수 있다는 점을 분명히 말씀드립니다.

단백질은 아미노산으로 만들어집니다. '단백질을 먹는다고 해서 단백질이 생기는 것이 아니다'라는 점을 분명하게 밝힙니다. 간단하고 명료합니다. 단백질을 먹어서 단백질이 생기는 것이 아니라 식물에 있는 아미노산을 통해서 단백질을 합성한다는 말입니다. 코끼리나 고릴라가 단백질 결핍증이 없는 이유도 바로 이 때문입니다. 코끼리나 고릴라는 필요한 모든 아미노산을 식물계에서 공급받기 때문입니다. 당신이 닭고기를 몸속에 넣는다고 해서 마술처럼 사람의 단백질로 바뀐다고 생각하신다면 커다란 오해입니다. 동물의 간을 먹었다고 해서 그것이 우리 몸에 들어가서 간의 일부가 되지 않는 것과 마찬가지입니다.

우리가 아미노산을 섭취하면 아미노산은 분해되고 재조립되어 인체에서 필요한 단백질로 만들어져야 합니다. 아미노산은 육류에서도 얻을 수 있지만, 우리는 육류를 날로 먹지 않는 동물입니다. 우리가 육류를 가열하면 대부분의 아미노산은 파괴됩니다. 또한 육류를 가열하면 아미노산이 응고되는데 이렇게 되면 가용성이 극히 떨어집니다. 사자가 얼룩말을 먹으면 얼룩말의 아미노산이 분해되어 사자 단백질로 재조립됩니다. 사자는 얼룩말을 먹기 전에 불로 가열하여 요리하지 않기 때문에 아미노산이 산 채로 남아 있습니다.

육식동물은 가장 극단적인 상황(극히 굶주리거나 생명이 위급한 상황)을 제외하고는 다른 육식동물을 잡아먹지 않는다는 것은 널리 알려진 사실입니다. 육식동물은 왜 식물을 먹는 동물(초식동물)을 잡아먹을까요? 식물은 공기, 토양, 물에서 아미노산을 생산할 수 있지만 동물은 그렇지 못합니다. 동물은 아미노산을 얻기 위해 식물을 직접 먹거나, 식물을 먹는 초식동물을 먹음으로써 간접적으로 아미노산을 얻어야 합니다. 육식동물은 본능적으로 식물을 먹는 동물을 먹습니다. 그리고 식물과 동물 중 어떤 것을 먹든 둘 다 익히지 않은 날것입니다. 산 음식을 먹는다는 말입니다.

　어리석은 우리 인간들은 상업 자본가들에 의해, 단백질이라는 주제를 떠올리면 자동으로 고기를 생각하도록 철저하게 훈련되었습니다. 이 끈질긴 훈련은 성공적으로 이루어졌습니다. 스테이크나 햄버거 대신 과일이나 샐러드를 단백질로 생각한다는 것은 우스운 일이 되어버렸습니다. 그러나 과일과 샐러드의 아미노산은 열에 의해 파괴된 육류의 응고된 아미노산보다 훨씬 가용성이 좋아서 즉시 이용할 수 있습니다. 당신이 지금 고품질 단백질을 찾고 있다면 가장 훌륭하고 최고의 공급원은 살아있는 음식에서 나온다고 분명히 밝혀둡니다.

　앞에서 언급해 드린 '포텐저의 고양이'를 상기해 보시길 바랍니다. 한쪽엔 익힌 단백질(A그룹)을 먹였고 다른 쪽엔 익히지 않은 생 단백질(B그룹)을 먹였습니다. 생 단백질을 먹은 B그룹의 고양이들은 빈성했지만, 익힌 단백질을 먹은 고양이들의 건강은 악화되었습니다. 아미노산의 단백질 생성 능력에 관한 흥미로운 연구가 또 있습니다. 1914년에 쥐가 동물성 아미노산과 식물성 아미노산 중 어느 것을 더 잘 섭취하는지 알아보기 위한 연구가 진행되었습니다. 쥐의 신진대사와 단백질 요구량은 인간과 완전히 다릅니다. 어쨌든 쥐는 동물성 단백질을 더 잘 섭취했습니다.

이 연구 결과는 동물성 단백질이 식물성 단백질보다 인간에게 더 우수하다는 것을 입증한다고 연구단체가 발표해 버렸습니다. 가축업체들과 육가공업체들은 이 쥐의 연구 결과를 대대적으로 선전 선동하기 시작했습니다. 이 연구는 나중에, 인간에게 그대로 적용할 수 없다는 사실이 밝혀졌지만 이미 기차는 떠나버린 후였습니다. 이 동물성 단백질 신드롬의 신화는 불이 붙었고 오늘날에도 여전히 불타고 있습니다.

이 주제에 관한 결정적인 연구를 하나 더 알려드리겠습니다. 바로 코넬대학교, 옥스퍼드대학교, 중국 정부의 연구진이 참여한 광범위한 연구인 '차이나 스터디 The China Study'가 바로 그것입니다. 이 장기적인 연구는 '건강 연구 역사상 가장 엄격하고 결정적인 연구 중 하나'라는 찬사를 받았습니다. 이 연구에서 수집한 방대한 데이터에 대한 책이 여러 권 출간되었는데, 그중에서 두 가지 결과를 말씀드리고자 합니다.

첫 번째는 심장병·암·당뇨병·골다공증·비만 등 '풍요의 질병'이라고 불리는 질병에 대한 것입니다. 미국에서는 풍요의 질병이 만연해 있습니다. 이 연구가 시작된 1970년대 중국의 오지마을에서는 이러한 질병이 거의 존재하지 않거나 매우 드물었습니다. 이러한 차이의 가장 중요한 이유는 1970년대 중국의 농촌이나 산촌에서 단백질의 7%를 동물성 식품에서 얻은 반면, 미국인은 단백질의 70%를 동물성 식품에서 얻는다는 사실이라고 지적했습니다. 10배나 많은 양입니다. 둘째, 1970년대 중국인은 미국인보다 20% 더 많은 칼로리를 섭취했지만 미국인이 25% 더 뚱뚱했습니다. 동물성 제품 산업은 모든 식품 사업이 그렇듯 공장에서 제품을 만들고 판매하여 생계를 유지합니다. 그들은 당신이, 그들이 판매하는 제품을 구매하기를 원합니다. 그들은 수억 달러를 들여 그들이 판매하는 제품을 먹도록 광고와 마케팅으로 설득합니다. 이것은 비즈니스입니다.

 사자와 호랑이처럼 산 채로 동물을 뜯어 먹을 수 없다면, 과일과 채소를 산 채로 드십시오. 과일과 채소에도 단백질을 만들어내는 천연 아미노산이 풍부합니다. 자연의 법칙에 따르십시오.

2.
유제품을 끊는다면
칼슘은 어디서 보충하나요?

　당신이 면접관이 되어 저에게 "우리 몸에 가장 좋은 음식과 가장 나쁜 음식은 무엇인가요?"라는 질문을 하신다면? 저는 가장 좋은 음식은 과일이라고 분명히 말씀드렸고, 가장 나쁜 음식은 유제품이라고 말씀드리겠습니다. 제가 이렇게 말하면 담배회사를 고소하기 위해 줄을 서는 것처럼, 수많은 유제품 회사에서 저에게 소송을 제기할 것이라는 사실을 저도 잘 알고 있습니다.

　우리는 영양에 대해 많은 것을 알고 있지만 깨달아야 할 것이 훨씬 더 많습니다. 저는 과일의 참된 가치만큼이나 유제품의 해로움에 대해서는 확신하고 있는 1인입니다. 인간의 비만과 질병이 심각하든 사소하든, 유제품이 원인이 되지 않는 것은 없다고 장담합니다. 저는 〈다이어트 불변의 법칙〉에서 유제품의 문제를 자세히 다루었기 때문에, 이 책에서 각종 과학적 연구 결과를 나열하지는 않겠습니다. 그 대신 저는 여러분의 상식과 본능에 다시 한번 호소하고 싶습니다. 당신은 송아지를 제외하고 소의 젖을 빠는 동물을 보셨습니까? 당신은 염소 새끼를 제외하고 어미 염소의 젖을 빠는 동물을 보셨습니까?

수십억 달러 규모의 유제품 산업은 돈을 벌기 위해 사업을 계속하고 있습니다. 저는 돈을 버는 것을 원망하지 않습니다. 저도 돈을 벌고 싶습니다. 그러나 저는 인간의 몸을 해치는 방식이 아니라 유익한 방식으로 돈을 벌고 싶습니다. 자신의 제품을 사용하지 않으면 고통받고 질병에 걸릴 것이라고 설득하는 것을 위협 마케팅이라고 부릅니다. 이 위협 마케팅은 큰돈을 버는 방법입니다.

의사나 약사나 어떤 전문가든, 섬유질이 풍부하고 지방과 콜레스테롤이 적은 식단이 가장 좋다는 사실은 인정합니다. 그러나 유제품은 지방과 콜레스테롤 함량이 지나치게 높고 식이섬유가 전혀 없다(0)는 사실에 대해서 전문가들은 입을 닫습니다. 식품업자들, 그리고 그들의 자금을 지원받아 생계를 유지하는 하얀 가운의 전문가들은 고민하게 됩니다. 어떻게 하면 어리석은 인간들에게 유제품을 먹게 할까? 유제품 없이는 살 수 없다고 느끼게 하려면 어떻게 해야 할까? 그것이 바로 큰 과제였습니다.

식품업자들과 전문가들은 칼슘이라는 발명품을 선보입니다. 유제품을 섭취하지 않으면 뼈가 마른 불쏘시개처럼 부서지기 쉽다고 생각하도록 겁을 주기 시작했습니다. 칼슘이라는 발명품이 없었다면 유제품 산업은 설 자리가 없었을 것입니다. 그들은 칼슘과 골다공증을 연결시켰습니다. 특히 노인과 여성들은 단두대의 위협과 같은 골다공증의 위협을 받으며 그 희생양이 되었습니다.

저는 당신에게 질문합니다. 인간과 우주를 창조한 신(자연)이 칼슘처럼 생명에 필수적인 영양소를 공급하는 것을 잊어버렸을까요? 우주를 창조하느라 바빠 깜박 잊어버려서, 지구상에 존재하는 포유류 중 유일하게 엄마 젖을 떼고 난 후에 반드시 소의 젖을 먹어야 하는 종으로 만들었을까요?

지구상의 거의 모든 5,400여 종 포유류(개 · 고양이 · 고래 · 소 · 코뿔소 · 기린 · 늑대 · 인간 등)는 몸집 크기에 상관없이 사는 장소에 상관없이 어미의 젖에서 나오는 고영양 젖을 첫 번째 음식으로 먹습니다. 포유류哺乳類라는 말 자체가 먹일 포哺 젖 유乳, 즉 젖먹이 동물이라는 뜻입니다. 젖은 유아기 동안 신생아에게 최상의 음식을 공급하는 최초이자 유일한 음식이 되도록 특별히 설계되었으며, 코끼리든 쥐든 모든 포유류는 젖을 뗀 후에는 젖을 끊고 다시는 어미 젖이나 다른 종의 젖을 먹지 않습니다. 위대한 창조주가 설계하고 실행한 이 지극히 지적인 작업에 오직 인간만이 예외라고 생각하시나요? 한 번 젖을 뗀 동물이 나중에 젖을 계속 빨거나 먹기 시작하는 사례는 자연계에서 찾아볼 수 없습니다. 그런 일은 절대 일어나지 않습니다.

저는 이 책을 통해 계속해서 전문가들의 현란한 용어를 배제하고, 상식과 본능을 가지고 생각하시라 말씀드리고 있습니다. 지금 당신의 생각은 당신 스스로 창조한 고유의 생각이 아니라, 자본에 의해 조종되고 훈련된 생각일 가능성이 있다는 말씀을 드립니다. 제가 아무리 자연의 법칙에 대해 확성기를 들고 '소리 높여' 외쳐도 소용없습니다. 우리 인간은 신의 놀라운 설계 자체를 무시했고 외면했으므로, 거기에서 나오는 비만과 질병이라는 결과 또한 받아들여야 합니다.

백번 양보해서 기아에 허덕이는 갓난아기가 다른 동물의 젖을 마실 수 있다고 해도, 우유와 같은 다른 동물의 젖은 어른이 먹는 음식으로는 여전히 잘못된 것입니다. 우리 호모 사피엔스는 유전자가 무려 99.6% 동일한 유인원인 침팬지의 젖도 먹지 않습니다. 같은 유인원인 침팬지의 젖을 먹는다는 사실에 불쾌감을 느끼면서, 종 자체가 완전히 다른 소의 젖을 마시는 것을 당연한 것으로 받아들이고 있는 당신의 사고체계에 대해, 당신은 왜 한 번도 의심하지 않는 것입니까?

개의 젖은 어떻습니까? 하이에나의 젖은 어떻습니까? 사자나 말의 젖은 어떨까요? 당신은 그들의 젖을 마시겠습니까? 사람들이 우유에 익숙한 유일한 이유는 어릴 때부터 우유를 마시도록 훈련받았기 때문입니다. 우리가 정상적으로 받아들이도록 만들어진 것이 돼지의 젖일 수도 있습니다. 이 경우 우리는 젖소 우유를 마신다는 생각에 불쾌감을 느낄 가능성도 매우 높습니다. 이처럼 편견과 고정관념의 벽은 여전히 높습니다.

우유는 송아지에게 적합한 음식입니다. 태어날 때 40kg인 송아지가 먹는 음식입니다. 송아지는 태어나 젖을 먹기 시작해서 2달 만에 젖을 떼는데요. 2~3년 만에 400~900kg 정도로 체중이 불어나게 됩니다. 반면, 모유는 독특한 구성으로 호모 사피엔스의 육체에 적합하게 설계된 식품입니다. 태어날 때 3~4kg의 아기가 18년 후에는 50~80kg에 도달할 수 있게 하는 식품입니다. 다시 말해, 우유는 매우 크고 빠르게 성장할 동물을 위해 특별히(송아지만을 위해) 조물주가 고안해 만든 식품입니다. 또한 당신은 절대 우유(또는 치즈, 요구르트, 아이스크림 등 우유로 만든 유제품)를 자연 상태 그대로 섭취할 수 없습니다. 몽골의 초원에 사는 유목민이 아니면 불가능합니다. 우유는 저온(65도~85도)에서 살균 처리되는데요. 저온 살균이라고 부드럽게 위장했지만, 이 정도의 온도면 생명체가 살아남을 수 없습니다. 우유에서 얻으려는 좋은 성분은 모두 파괴되거나 변질된다는 말입니다.

우유의 단백질인 카제인Casein 성분은 두껍고 거친 물질입니다. 카제인은 체내에서 레닌Renin이라는 효소에 의해 분해됩니다. 젖을 떼고 다시는 엄마의 젖을 먹지 않게 하려는 조물주의 의도입니다. 따라서 2~3세가 되면 극소수를 제외한 인간의 소화관에는 레닌이 존재하지 않습니다. 유제품 회사가 칼슘을 섭취하기 위해 유제품을 섭취해야 한다고 강요하는 것은 완전히 터무니없습니다. 우선 소의 젖인 우유에 함유된 칼슘은, 모유에 함유된 칼슘보다 훨씬 거칠고, 우유에 함유된 칼슘은 카제인과 결합되어 있어 인체에 흡수되기 힘듭니다. 우유에는 모유보다 300% 더 많은 카제인이 함유되어 있으며, 가장 강력한 목재 접착제 중 하나를 만드는 데 사용됩니다.

가장 큰 문제는 물론 칼슘과 골다공증입니다. 인간의 골격은 아름다운 존재입니다. 우리는 350개 정도의 뼈를 가지고 태어나며, 이 뼈들은 성인이 되면서 약 206개의 뼈로 골격을 완성합니다. 칼슘이 손실되면 뼈는 아주 작은 자극에도 부러질 수 있을 정도로 다공성이 될 수 있습니다. 운전 중 도로의 요철에 부딪히거나 재채기하거나 포옹하는 것만으로도 골절이 발생할 수 있습니다. 고단백, 고산성 식단은 뼈에서 칼슘이 뺏어가는 원인이 됩니다. 이를 증명하는 반박할 수 없는 증거를 저는 도서관 몇 개 분량의 논문으로 증명할 자신이 있습니다. 육류와 유제품을 지지하는 사람들은 이를 부정하려고 하지만, 이는 마치 태양이 뜨겁다는 것을 부정하는 것과 같습니다.

세계에서 유제품을 가장 많이 소비하는 국가들은 미국, 노르웨이, 뉴질랜드, 스웨덴, 핀란드 등입니다. 세계에서 골다공증 발병률이 가장 높은 국가들 역시 미국, 노르웨이, 뉴질랜드, 스웨덴, 핀란드 등입니다. 인구 대비 유제품 소비량이 가장 적은 국가는 아프리카와 아시아 국가들입니다. 에콰도르의 빌카밤바Vilcabamba 지역이나, 파키스탄의 훈자Hunza 지역은 장수 마을로 유명한데요. 단백질 음식을 최소

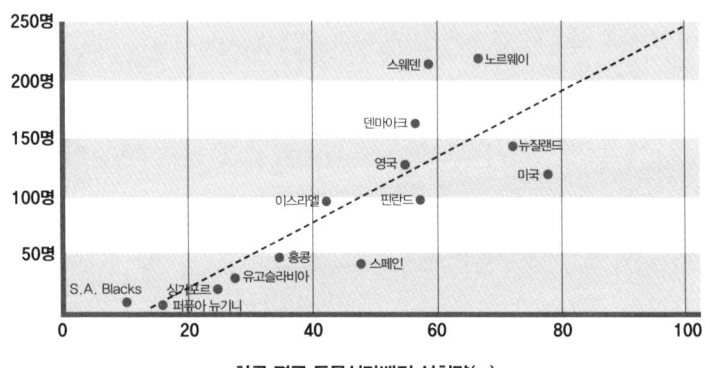

이 도표는 동물성단백질의 섭취량이 많은 국가일수록
고관절이 부서지는 현상이 증가한다는 사실을 의심의 여지 없이 보여준다.

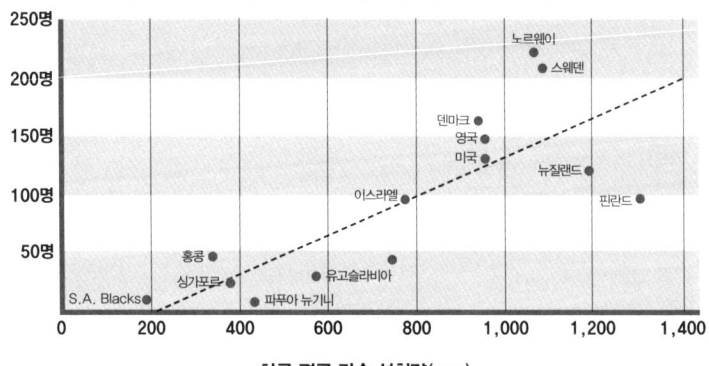

이 도표는 칼슘 섭취량이 많은 국가일수록
고관절 골절 현상(엉덩이뼈가 부서지는 현상)이 증가한다는 사실을
의심의 여지 없이 보여준다.

※ 출처: 존 맥두걸 박사의 〈어느 채식의사의 고백〉

화하는 식단을 섭취하며 80대와 90대까지 골다공증이 거의 없이 건장하게 서 있습니다.

유제품 업계는 유제품이 인류의 골다공증을 종식할 수 있다고 '소리 높여' 외칩니다. 정말 아이러니한 일이 아닐 수 없습니다. 유제품 업계가 더 많은 제품을 판매하기 위해 노력하는 것은 이해할 수 있습니다. 그러나 소위 하얀 가운을 입은 전문가들이라면 그런 말도 안 되는 논리를 내세우면 안 된다는 것이 저의 주장입니다. 그것은 일종의 범죄와도 같습니다. 그것은 알코올 중독자에게 위스키 한 병으로 술을 끊으라고 말하는 것과 같습니다.

저는 앞에서 흠잡을 데 없고 존경받는 연구인 '차이나 스터디'에 대해 말씀드렸습니다. 이 연구가 진행되던 1970년대 미국에는 2억의 인구가 살고 있었고 중국에는 무려 8~10억의 인구가 살고 있었습니다. 지금은 많이 달라졌지만 1970년대 중국인들은 유제품을 좋아하지 않았습니다. 유제품의 냄새와 맛이 익숙하지 않았기 때문입니다. 그 당시 중국에서는 골다공증이 매우 드물어서 중국어로 골다공증이라는 단어조차 없는 것으로 알려졌습니다. 미국립보건원NIH의 저명한 과학자는 '중국인은 우유나 유제품을 전혀 섭취하지 않는데도 골다공증 발병률은 세계에서 가장 낮다'라고 이 연구에서 지적하고 있습니다.

당신에게 묻겠습니다. 우유에 양질의 칼슘이 많이 함유되어 있다는 것이 사실이라면, 그 칼슘은 어디에서 오는 것입니까? 성체 젖소조차 우유를 마시지 않습니다. 그들은 보충제를 먹지 않습니다. 그렇다면 젖소는 어디서 칼슘을 섭취할까요? 완벽한 단백질을 만드는 데 필요한 모든 아미노산은 오직 한 곳, 바로 식물에서 얻습니다. 살아 있는 식물을 말합니다. 땅에서 자라는 모든 식물에는 칼슘이 듬뿍 들어 있습니다.

칼슘에 대해 말할 때 빼놓지 말아야 할 것이 또 있습니다. 육류와 유제품은 산도가 아주 높습니다. 우리 인간이 산도가 높은 음식을 중화(약알칼리로)시킬 때 사용하는 인체의 성분이 무엇인지 아십니까? 산성 식품은 몸에서 저절로 중화되는 것이 아닙니다. 바로 몸속의 칼슘을 빼내서 중화시킨다는 것은 엄연한 과학적 진실입니다. 이 칼슘의 손실을 막기 위해서, 제가 고기를 먹을 때 반드시 샐러드(알칼리 식품)를 동시에 섭취하라고 당부하는 것입니다.

제 어린 시절을 괴롭혔던 극심한 복통에 대해 말씀드리겠습니다. 어렸을 때 제 취침 시간은 오후 8시였습니다. 일반적으로 아이들은 조금이라도 더 늦게 자려고 온갖 꼼수를 부리곤 합니다. 저는 어릴 적부터 "하비야, 잘 시간이야"라는 말을 들으면 좀 늦게 자려고 "우유 한 잔 마셔도 될까요?"라고 말하곤 했습니다. 물론 건강에 좋다고 생각한 어머니는 항상 쿠키와 함께 우유를 먹게 해주셨습니다. 잠자리에 들기 전 10~15분 정도를 벌어낼 수 있었지만, 매일 밤 위산으로 가득 찬 배를 안고 잠자리에 들곤 했습니다.

그래서 아주 많은 날 밤, 저는 고통스럽게 일어나 무릎에 베개를 베고 앉아서 그런 식으로 잠을 청하곤 했습니다. 어떤 이유에서인지 저는 엎드려 앉으면 복통이 사라질 것이라고 확신했습니다. 아침에 일어나서 제일 먼저 한 일이 무엇이었을까요? 저온으로 살균한 오렌지주스를 한 잔 벌컥 마셨습니다. 그다음 또 한 봉지의 제산제를 마셨습니다. 몇 년 동안 매일 밤 마지막 식사는 산성 음료 한 잔이었고 매일 아침 첫 식사 역시 산성 음료 한 잔이었습니다. 제 '연약한 위'가 식습관의 결과라는 사실을 아무도 깨닫지 못했다는 사실이 얼마나 슬펐는지 모릅니다.

물론 그 당시 건강 문제를 식습관 탓으로 돌리는 사람들은 괴짜나 별난 사람으로 분류되었습니다. 의사들은 영양학 연구를 시간 낭비라고 생각했습니다. 의심스러우시다면 당장 당신의 부모님이나 할머니, 할아버지에게 물어보셔도 좋습니다. 저는 하늘에서 뚝 떨어진 신비의 영약을 통해서가 아니라, 상업 자본가들에 의해 강요된 옛날의 '가짜 진실'을 몸에서 떨쳐내면서 새로운 삶을 맞이할 수 있게 되었습니다. 고통 없이 잠을 자고 잠에서 깨는 일이 이토록 중요하다는 것을 '진짜 진실'이 알려주었습니다. 혹시나 부족할까 봐서 마음의 평화를 찾기 위해서라도 우유 한 잔과 칼슘 영양제를 찾는 당신이라면 이제 떳떳이 가짜 진실의 문을 박차고 나가십시오.

3.
너무 급격하게 산 음식으로 바꾸면
몸이 혼란에 빠지지 않을까요?

우리 몸은 항상 우리 편입니다. 인간의 몸은 어떤 상황에서도 항상 독소를 분해하고 제거하기 위해 노력한다는 사실을 명심하십시오. 깨어 있든 자고 있든, 건강하든 건강하지 않든, 인간의 몸은 하루 24시간 동안 독소를 배출하기 위해 전력을 다합니다. 우리는 이미 새벽 4시부터 낮 12시가 이 활동이 가장 왕성한 시간(배출주기)이라는 사실을 알고 있습니다. 그러나 독소 배출은 생명에 가장 중요하기 때문에 독소를 배출하기 위해 작동하지 않는 시간은 절대 없습니다. 식습관을 바꾸어 살아있는 음식을 더 많이 섭취하여 에너지 가용성을 높이고, 조리된 음식을 소화하기 위한 에너지 소비를 줄이면 몸에서 독소가 배출되기 시작합니다. 사람에 따라 명현반응(호전반응, 장기간에 걸쳐 나빠진 건강이 호전되면서 나타나는 일시적 반응)이 올 수도 있고 그렇지 않을 수도 있습니다.

    수십 년 동안 저는 많은 분들을 지켜보았습니다. 채소와 과일을 거의 먹지 않고 시중의 용하다는 다이어트를 하던 사람들이, 음식을 바꾸고 나서도 두통 한 번 경험하지 않은 사람들도 보았습니다. 이들은 체중이 줄고 치명적인 질병을 극복했으며, 통증이 사라지고 에너지가 급증하는 등 조금의 불편함도 없이 문제를 해결했습니다. 물론 채소와 과일을 먹기 시작하면서 두통과 몸살 등 명현반응이 온 사람들도 보았습니다.

    제 경험으로 볼 때 75~80%에 달하는 사람들은 몸과 마음에 어떤 불편함도 느끼지 않았으며, 20~25%는 다양한 명현반응을 겪기도 했습니다. 체질이 약하고 림프계에 노폐물이 과도하게 쌓여 있는 사람은 1~2주 정도 지속적으로 불편함을 겪을 가능성이 높습니다. 통증·피부 발진·무기력증·설사·과민성 증상과 함께 정서적 동요가 나타날 수 있습니다. 이러한 증상은 현명한 인간의 몸이 스스로 정화하고 치유하기 시작하면서 나타나는 일시적 현상이라는 사실을 깨달아야 합니다. 하늘에서 하루아침에 뚝 떨어지는 선물은 없습니다. 인생의 전환점에는 항상 일시적인 불편함이 동반됩니다. 알코올이나 담배를 끊을 때도 상당 기간의 고통이 수반되고, 마약을 끊을 때는 엄청난 금단증상이 따라옵니다.

    이에 대해 제가 할 수 있는 일은 아무것도 없습니다. 제가 말씀드릴 수 있는 것은 '모든 것은 지나간다'라거나 '보상의 수레바퀴는 천천히 돈다'라는 사연의 법칙을 당신에게 알려드리는 것입니다. 처음에 새로운 에너지가 공급되면, 현명한 우리 몸은 가능한 한 빨리 많은 노폐물을 제거하기 위해 정화 및 배출 모드로 돌입합니다. 우리 몸에 산 음식을 규칙적으로 투입하면 몸은 이에 적응하고 곧 불편함이 사라집니다. 그러나 대부분은 전혀 불편함을 느끼지 않은 채 4~5일 만에 엄청난 '산뜻한 몸'을 느끼게 됩니다.

가장 대표적인 명현반응은 설사입니다. 설사는 축복이라는 사실을 반드시 명심하시길 바랍니다. 산 음식을 먹고 나서 설사한다는 것은, 소화 기관에 상당히 많은 노폐물이 쌓여 있다는 것을 증명합니다. 채소와 과일은 일종의 '클렌징 음식'입니다. 제 경험상 설사가 48시간 이상 지속되는 경우는 드물었습니다. 몸에 노폐물이 쌓여 있는데 갑자기 클렌징 음식이 계속 들어와서 클렌징 설사를 한다는 것은 전혀 놀라운 일이 아닙니다. 불편한 증상을 경험하는 사람은 일부에 불과하다는 사실을 기억하십시오. 그리고 설사 후의 산뜻한 느낌은 충분히 그 가치가 있다고 저는 주장합니다.

4.
과일과 채소와 함께
하루에 8잔의 물을 마셔야 하나요?

공기, 물, 음식, 이 3가지는 인간의 생명을 유지하는 3대 필수 요소입니다. 공기 없이 3분 이상 살 수 없고, 물 없이 3일 이상 살 수 없고 음식 없이 3주 이상 살 수 없습니다. 이것을 우리는 '333 법칙'이라고 말합니다. 물은 공기 다음으로 중요합니다. 많은 사람이 물의 중요성을 너무 가볍게 여기는데요. 심지어 '나는 물을 마시지 않는다, 물은 맛이 없다'라고 말하는 사람들도 있습니다. 그런데 놀라운 것은 '미국인의 75%가 만성 탈수증에 시달리고 있다'라는 사실입니다.

우주에서 바라본 지구는 우주의 다른 어떤 행성과도 구별되는 푸른빛을 띠고 있습니다. 그 푸른색은 물의 결과물입니다. 지구의 약 70%가 물이며, 물이 없었다면 지구는 생명체가 없는 척박한 바위에 불과했을 것입니다. 울창한 열대우림에서 물을 제거하면 사막이 됩니다. 물이 없으면 씨앗도 발아하지 못하고 식물도 자라지 못하며 당연히 동물도 살 수 없습니다.

물이 없다면 우리 몸은 먼지로 전락할 것입니다. 지구와 마찬가지로 우리 몸도 약 70%가 물로 이루어져 있습니다. 뇌는 80% 이상이 물이고 혈액, 림프액, 타액은 90% 이상이 물입니다. 물에 의존하지 않는 신체기능은 없습니다. 물은 모든 세포와 모든 조직 및 체액의 필수적인 부분입니다. 물이 없으면 침이 없어 삼킬 수 없습니다. 혀가 입 안쪽에 달라붙을 것입니다. 소화액은 거의 모두 수분이기 때문에 음식이 소화되지 않을 것입니다. 모든 기관의 기능은 수분에 의존합니다. 물은 영양분을 용액에 담아 신체의 여러 부분으로 운반합니다. 림프계를 통해 세포에서 노폐물과 독소를 걸러낸 다음 배설 기관으로 운반하는 것도 물입니다. 모든 내부 장기는 대부분 물로 이루어진 체액의 바다에서 헤엄치고 있으며, 물이 없으면 장기가 서로 달라붙어 찢어질 수 있습니다. 또한 물은 체온을 조절하는 주요 작용제이기도 합니다.

우리 각자는 매일 약 2리터의 수분을 몸 밖으로 배출합니다. 수분은 땀과 호흡, 그리고 오줌 등을 통해 배출됩니다. 창문이나 거울에 대고 숨을 쉬면 실제로 우리의 폐에서 나온 수분이 맺히는 것을 볼 수 있습니다. 우리는 매시간 700~1,200번, 하루에 수만 번 숨을 내쉬는데 그때마다 수분이 손실됩니다. 당연히 수분은 매일 공급해 주어야 하는데 수분이 부족하면 비만과 질병에 부정적인 영향을 미칩니다. 그렇다면 얼마나 많이 어떤 종류로 마셔야 할까요? 물론 조건에 따라 사람마다 다를 수 있습니다. 나이에 따라 남녀에 따라 사는 곳의 기후에 따라 모두 다릅니다. 보통 한 잔이란 250리터 정도의 잔을 의미합니다. 제가 기억하기로는 하루 8잔의 물을 마시는 것이 표준이었습니다. 우리가 하루에 약 2리터 정도를 배출하므로, 8잔은 약 2리터이기 때문입니다.

그러나 더운 기후에 살거나 격렬하게 운동하거나 조리된 음식을 많이 먹는 사람은 더 많은 물이 필요합니다. 하루 8잔은 절대적인 수치가 아니라 일반적인 수치가 되어야 합니다. 물을 과도하게 마시면 조직이 물에 잠기고 체액이 희석될 수 있습니다. 또한 산소를 흡수하고 운반하는 혈액의 능력이 저하되고 세포의 기능이 손상됩니다. 관상용 화분의 식물에 물을 지나치게 많이 주면 죽기도 합니다. 인간을 포함한 지구상의 모든 동물 또한 목이 마르지 않은데 계속해서 물을 마시면 모두 사망입니다. 가장 흥미로운 점은 다이어트에 수분 섭취가 필수라는 사실입니다. 당신이 시중의 각종 상업적인 다이어트를 통해서 지방을 배출시키려 해도, 수분을 충분히 섭취하지 않으면 지방이 혈류에 남아 있다가 지방 세포에 다시 저장되기 때문입니다.

저는 수돗물을 반대하는 1인입니다. 많은 사람이 수돗물을 아무 생각 없이 마십니다. 정수장에서 불소를 비롯한 온갖 종류의 화학물질이 첨가됩니다. 그 물은 복잡한 파이프라인을 통과해서 당신의 식탁에 도달하기 전에 금속성 오염 물질을 흡수합니다. DDT는 북극의 먼 곳에서도 발견되었습니다. 수많은 화학물질, 폐기물, 농업용 비료, 산업 오염 물질이 모두 상수도로 유입됩니다. 이에 대응하기 위해 의도적으로 다른 화학물질을 상수도에 첨가하여 물을 정화(?)하고 우리 몸에 좋은 박테리아까지 죽입니다. 오늘날 물 시장의 경쟁은 치열합니다. 첨단 기술의 도움으로 새로운 종류의 물이 개발되고 있습니다. 그러나 시중에서 판매되는 생수는 무엇을 첨가했든 무엇을 제거했든 상업적일 수밖에 없습니다.

이 세상에 가장 깨끗한 생수는 3가지 밖에 없습니다. 바로 과일과 채소와 무첨가 주스입니다. 이 3가지를 마음껏 먹은 후 갈증이 나서 물을 마실 사람은 지구상에 아무도 없습니다. 물을 마실 필요가 없다는 말입니다. 산 음식에서 끌어올려진 수분은, 햇빛과 흙을 통해 정화되고 정수된 수분입니다. 오직 이 3가지만이 알칼리성 수분으로서, 체내의 적절한 산·알칼리 균형을 유지해 줍니다. 당신은 화학약품으로 정화된 수분을 몸속에 들여놓으시겠습니까, 자연이 1년 동안 정화해 준 자연의 음료를 드시겠습니까? 선택은 당신에게 달려 있습니다.

5.
칼로리를 계산하는 것이 다이어트에 도움이 될까요?

그러면 제가 질문해 보겠습니다. 칼로리를 계산하는 것이 지금까지 도움이 되었나요? 당신은 실패하지 않았나요? 거짓 신화들은 쉽게 깨진다는 공통점이 있습니다. 1700년대 유럽 귀족들은 토마토를 먹고 병으로 죽은 사람을 보고 토마토를 '독 사과'Poison Apple라고 부른 적이 있었습니다. 그 당시에 사람들은 죽고 싶지 않아서 토마토를 먹지 않았습니다. 그러나 원인은 토마토가 들어있는 접시 속의 납 성분으로 밝혀졌습니다. 당시 귀족들이 애용하던 납 함유 피우터 접시(주석 약 85~99%, 납 최대 15%를 섞어 만든) 때문에 토마토의 강한 산성이 접시의 납을 용출시켜 식사하는 사람들이 중독 증세를 보였던 것입니다. 그 신화는 즉시 사라졌지만 아직도 많은 신화가 지금까지 버티고 있습니다.

바위에 딱 붙어 떨어지지 않는 따개비처럼, 아직도 고집을 부리고 있는 식이요법은 '골고루 먹어라'입니다. 어떤 영양분이 어디에 많은지 알지 못하니, 여러 가지 음식을 섞어서 먹는 것이 좋다는 생각입니다. 자연계에 존재하는 어떤 동물도 영양분을 생각해서 '이것 저것 섞어서' 먹지 않습니다. 사자는 오늘도 고기를 먹고 얼룩말은 묵묵히 풀을 뜯을 뿐입니다. 다행히도 이 신화는 철회되어 역사의 쓰레기 더미에 버려지고 있습니다. 저 또한 이 신화의 파괴에 역할을 했다는 사실에 자부심을 가진 1인입니다.

이제 다이어트를 위한 '칼로리 신화'도 그 쓰레기 더미에 합류해야 합니다. 하지만 여전히 이러한 구시대적인 생각에 따개비처럼 집착하는 사람들이 있습니다. 소련연방이 여러 나라로 해체되리라는 생각에 주먹을 탁자에 내리치며 '안돼, 안돼'라고 외치던 회색 양복의 소련 정보부원들이 떠오릅니다. 소련인들의 행복이 아니라 그들의 기득권이 사라지는 것이 절망스러웠기 때문입니다.

칼로리 신화를 반박한 사람은 제가 처음이 아닙니다. 물론 새로운 주제도 아닙니다. 무려 100년 전인 1924년에 깨달음을 얻은 필립 노먼Phillip N. Norman 박사는 '칼로리라는 개념이, 다이어트에 관한 논리적이고 합리적인 결정을 퇴보시켰다'라고 고백했습니다. 칼로리 신화와 관련해 가장 존경받는 학자인 마틴 카탄Martin Katahn, 박사는 그의 저서《T-팩터 다이어트》The T-Factor Diet에서, 칼로리와 체중 감량에 대한 자신의 기존 신념을 근본적으로 철회하는 진정성을 보여주었습니다. 그는 책의 서두에서 다음과 같이 고백했습니다.

> "칼로리는 칼로리일 뿐입니다. 칼로리에 대한 기존 관념이 완전히 잘못되었다는 사실을 고백합니다. 특히 뚱뚱한 사람에게는 탄수화물이나 단백질 칼로리가 아니라 지방 칼로리가 치명적입니다."

단순하게 생각하면 칼로리란, 1그램의 물을 섭씨 1도 올리는 데 필요한 열량입니다. 칼로리는 열량의 척도일 뿐입니다. 카탄 박사의 말처럼 열이 아니라 지방이 우리를 뚱뚱하게 만든다는 사실을 명심하시길 바랍니다. 과일 한 그릇의 칼로리가 높을 수는 있지만, 효소가 그대로 살아 있기 때문에 소화하는 데 많은 노력이 필요하지 않습니다. 또한 수분 함량이 높아 독소를 배출하는데 결정적인 역할을 하게 됩니다. 따라서 공복에 단독으로 올바르게 섭취하면 체중 감량에 엄청난 효과가 있습니다. 시리얼 한 그릇은 칼로리가 낮을 수 있지만, 익혀서 생명이 없기 때문에 소화에 필요한 효소를 생산해야 하므로 신체에 더 많은 노력이 요구됩니다. 시리얼에 우유까지 타서 먹으면 소화를 시키느라 엄청난 체내 효소를 소비시키는 무거운 음식이 됩니다.

아주 단순합니다. 과일과 채소 100칼로리와 버터 100칼로리 중에서 무엇이 당신을 살찌게 할까요. 독소 제거 음식인 과일과 채소는 몸속의 독소를 밖으로 빼내서 살을 빼주지만, 버터의 지방은 당신의 몸속에 고스란히 지방으로 저장됩니다. 위대한 저서 〈어느 채식의사의 고백〉The Starch Solution을 쓴 존 맥두걸John McDougall 박사는 '당신이 지방을 먹으면 고스란히 몸속에서 지방이 된다'(The Fat You Eat Is The Fat You Wear)라는 유명한 말을 남겼습니다. 인간은 단순한 것을 아주 복잡하게 만들어 진실에서 멀어지는 오류를 범하는 어리석은 동물입니다.

6.
산 음식 위주의 식사가
고혈압에도 도움이 될까요?

고혈압이란 무엇일까요? 예를 들어, 냇물에 쓰레기가 많이 쌓이면 그 쓰레기를 밀어내려고 냇물에 압력이 생기는 현상, 그 이상도 이하도 아닙니다. 고혈압은 혈관 벽에 너무 많은 압력을 가할 때 발생합니다. 미국 인구의 1/3이 앓고 있으며 세계 인구 10억 명이 앓고 있는 무서운 질병입니다. 고혈압은 심장마비와 뇌졸중과 신부전 등을 일으키는 치명적인 질병입니다. 의사들은 대부분 당신에게 '원인을 알 수 없다'라고 말할 것입니다. 그러나 지방이 많은 식단과 움직이지 않는 생활 습관이 원인입니다. 분명히 말씀드리지만, 약물은 정답이 아닙니다. 수십 년 동안 수천 명의 사람들이 제 추천에 따라 채식을 함으로써 혈압이 정상 범위로 떨어졌다는 편지를 보내주셨습니다. 대부분 약을 끊고 정상 혈압을 유지할 수 있었습니다.

그중에는 거의 10년 동안 고혈압약인 인네랄Inderal을 복용한 친구가 있었습니다. 혈압이 아주 높아 단지 죽지 않을 정도로만 혈압을 조절했던 제 친구였습니다. 우연히 만나 제가 설득을 했고 진실을 깨달아 광신적(?)으로 산 음식을 먹었는데요. 불과 한 달 만에 처음으로 고혈압이 정상 범위로 돌아왔습니다. 그리고 혈압은 지금까지 정상 범위로 유지되고 있습니다.

이 글을 읽고 약을 끊고 싶은 고혈압 환자분들을 진심으로 응원합니다. 하지만 갑자기 약을 끊지 않는 것은 매우 중요합니다. 식단을 완전히 바꿔도 곧바로 약을 끊지 마시길 바랍니다. 갑자기 약을 끊는 것은 잘못된 방법입니다. 올바른 방법은 여기서 배운 대로 식단을 바꾸고 의사가 성공 여부를 모니터링하는 것입니다. 혈압이 개선되면 약물 복용량을 줄일 수 있습니다. 약을 서서히 끊으면 신체에 충격을 주지 않습니다. 대부분의 경우 의사는 약 없이 혈압이 정상 범위로 유지되는 것을 기뻐할 것이며, 약을 완전히 끊을 때까지 적절한 양으로 복용량을 줄일 수 있을 것입니다.

7.
몸에 해롭지 않은
천연 식욕억제제가 있나요?

네, 있습니다. 가장 자연스러운 식욕억제제에 대해 말씀드리겠습니다. 바로 살아있는 음식입니다. 우리는 보기 좋고, 냄새도 좋고, 맛도 좋은 음식을 먹는 즐거움을 느낍니다. 그러나 우리가 음식을 먹는 가장 중요한 하나의 이유를 잊지 말기를 바랍니다. 모든 동물은 음식을 '맛을 위해서'가 아니라 '생존하기 위해서' 먹습니다. 음식을 먹음으로써 얻는 즐거움은 그저 부가적인 것일 뿐입니다. 우리 몸은 영양분과 에너지원을 필요로 하며, 이것이 바로 우리가 음식을 먹는 생물학적 이유입니다. 우리에게 필요한 영양소와 에너지가 들어 있는 음식을 섭취하도록 유도하는 신체의 신호는 무엇일까요? 바로 배고픔입니다.

우리 인간에게는 식사 시간이 되었음을 알려주는 메커니즘을 가지고 있습니다. 우리 인간은 먹지 않으면 죽습니다. 우리 뇌의 아랫부분에 식욕조절중추Appestat라고 하는 기관이 있어서 음식물 섭취량의 정도에 따라 켜졌다 꺼지는 알람이 작동합니다. 식욕조절중추는 혈류에서 영양분과 포도당을 지속적으로 모니터링합니다. 둘 중 하나, 또는 둘 다 부족하다고 판단되면 알람이 켜져 음식을 먹으라고 알려줍니다. 혈류에 영양분과 포도당이 충분하면 알람이 꺼집니다. 배가 고픈데도 알람이 꺼지는 유일한 경우는 신체가 건강 위기에 처했을 때입니다. 강아지나 고양이가 질병으로 고통을 받을 때 일체 음식을 거부하는 이유입니다. 인간 또한 감기에 걸렸거나 통증이 있을 때 식욕이 떨어집니다. 신(자연)이 음식을 먹지 말라고 신호를 보내는데도 '아플수록 잘 먹어야 한다'라는 망언에 속지 말기를 바랍니다.

그런데 이상한 일이 있습니다. 많은 사람들이 배가 부를 때까지 먹었는데도 30분 후에는 먹을 것을 찾아 냉장고 문과 부엌 찬장을 연다고 말합니다. 배는 여전히 가득 차 있는데도 말입니다. 과식하고 있다는 것을 알지만 어쩔 수 없다고 말하는 사람들도 있었습니다. 무언가가 그들을 더 많은 음식을 찾아 먹게 만든다는 것입니다. 이런 비생산적인 행동에 대한 완벽한 답은 식욕조절중추와 관련이 있습니다. 그들은 과도한 요리로 인해 충분한 영양이 포함되지 않아서 식욕조절중추의 신호를 완벽히 차단하지 못했기 때문입니다. 쉽게 말해서 배는 가득 차 있지만 신체는 무언가를 더 먹으라고 말하고 있습니다. 살아있는 음식에는 효소와 미네랄과 비타민과 탄수화물이 넘쳐납니다. 특히 탄수화물은 포도당으로 빠르게 전환되어 식욕조절중

추가 차단됩니다. 그래서 살아있는 음식이 가장 자연스럽고 건강한 식욕억제제라고 말씀드린 것입니다.

당신의 식단이 10% 미만의 산 음식과 90% 이상의 죽은 음식으로 채워졌을 경우 밤낮을 가리지 않고 식욕조절중추가 더 먹으라는 신호음을 울리게 되어 있습니다. 이로 인한 가장 비극적인 결과는 과식으로 이어집니다. 그래서 당신은 오늘도 빵빵한 배를 부여잡고 소파에 누워 빵과 쿠키를 먹게 된다는 사실입니다. 과식보다 더 파괴적이고 더 해롭거나 다이어트에 방해가 되는 것은 거의 없습니다.

100여 년 전, 자연위생학과 채식주의의 아버지라 불리는 실베스터 그라함Sylvester Graham은 과식에 대해 '술꾼은 늙을 수 있지만, 대식가는 결코 늙지 않는다'(A drunkard may reach old age, a glutton never)라고 말했습니다. 무슨 말인가요? 술꾼은 늙어 죽을 수 있지만 대식가는 늙기도 전에 죽는다는 뜻입니다. 미국 건국의 아버지 벤자민 플랭클린Benjamin Franklin은 이미 18세기에 '못 먹어 죽는 사람은 셀 수 있어도 많이 먹어 죽는 사람은 셀 수가 없다'(I saw few die of hunger, of eating, a hundred thousand)라고 갈파한 적이 있습니다.

건강에 관심 있는 사람이라면 누구나 과식이 가장 해로운 습관이라는 것을 알 수 있을 것입니다. 과식은 소화 기관에 엄청난 스트레스와 부담을 줍니다. 과식으로 인해 필연적으로 발생하는 소화 장애는 비난뿐만 아니라 신체의 전반적인 붕괴로 이어집니다. 그러나 당신이 과일과 채소와 무첨가 주스를 식탁 위에 한 상을 차려 놓더라도 당신은 질대 과식할 염려가 없습니다. 모든 영양분이 채워지기 때문에 식욕조절중추가 식욕을 완벽하게 통제하게 됩니다. 설사 당신이 산 음식을 좀 많이 먹게 되더라도 죽은 음식을 많이 먹을 때 느끼는 '헉헉거리며 느끼하고 불쾌한 감정'은 절대 생기지 않으리라 장담합니다.

죽은 음식으로 과식하게 되면 위가 늘어나서, 먹어도 먹어도 채워지지 않는 요술 주머니가 있는 것처럼 느끼게 됩니다. 비록 당신이 일반식을 계속하더라도 그 양이 줄어들면 위도 조금씩 줄어듭니다. 동양속담에 복팔분무의腹八分無醫라는 말이 있습니다. '배에 80%만 차면 의사가 필요 없다'라는 말입니다. 안타깝게도 우리는 어릴 때부터 과식하도록 훈련받고 길들여 있습니다. 좋은 의도라는 것은 알지만, 음식을 충분히 먹고 본능적으로 식사를 중단한 아이에게 '가져온 접시를 다 비우고 디저트를 먹어라'라고 말하는 것은 폭력입니다. 이는 아이들에게 과식을 강요하고 습관으로 굳어지게 합니다. 이런 아이들이 성장해서 200~300kg이 되어 구급차에 실려 위절제술을 받으러 갑니다.

과식은 건강을 해치는 결정적인 범인입니다. 과식에는 다른 요인도 있다는 것을 알고 있습니다. 우리의 감정은 음식과 얽혀서 엉키게 되고, 결국 잘못된 이유로 음식을 먹게 됩니다. 과식을 유발하는 감정적, 심리적 요인이 무엇인지 알아낼 수 있다면 스스로에게 큰 도움이 될 것입니다. 위장에 과부하가 걸리지 않게 하는 것이 중요합니다. 헉헉거리는 2~3회의 과식보다는 4~5회로 나누어서 먹는 소식이 소화 기관에 훨씬 이롭습니다.

8.
이런 식습관이 저혈당증에 어떤 영향을 미치는지 궁금합니다.

당뇨병의 또 다른 이름이 저혈당증입니다. 설탕 함유율이 높은 정제 식품(빵·국수·라면·사탕·콜라 등)을 섭취하면 급격하게 당이 오릅니다. 너무 많은 당 성분이 체내에 흡수되면 몸이 위험하므로 소변으로 배출하려는 시도가 바로 당뇨입니다. 엄격히 말하면 그것은 질병이 아니라 자연치유 반응입니다. 그런데 당신이 정제 식품을 먹는 습관이 계속되면 회복하기 힘든 질병이 되고, 높이 올라간 당수치가 올라간 만큼 급격하게 바닥으로 떨어지게 되는데 이것이 바로 저혈당입니다. 그러니까 저혈당은 당뇨의 또 다른 이름입니다.

그래서 미국에서는 당뇨병 환자에게 항상 사탕을 휴대하도록 권장합니다. 물론 급한 상황(운전을 하다가 떨어진 혈당으로 정신이 혼미해져서 사고를 유발하는 등)에는 도움이 됩니다만, 임시방편에 불과해서 근본적인 치료를 방해하는 방법입니다. 자동차의 타이어가 계속 펑크 난다면 어떤 조치를 취해야 할까요? 펌프를 가지고 다니면서 타이어가 펑크 날 때마다 공기를 채운 다음 다시 펑크 날 때까지 계속 주행하는 것이 좋을까요, 아니면 펑크 난 타이어를 수리한 후 계속 달리는 것이 좋을까요?

포도당은 모든 신체 조직의 주요 연료입니다. 뇌의 에너지 저장량은 매우 적기 때문에 적절한 뇌 기능을 유지하려면 항상 포도당을 지속적으로 공급해야 합니다. 포도당이 충분하지 않으면 과민성·피로·신경질·두통 등을 경험하게 됩니다. 혈액에 충분한 당분(천연 당분)이 있으면 저혈당이 발생하기 매우 어렵습니다. 과일의 당 성분인 천연 과당(시중의 상업용 과당이 아닌)은 다른 어떤 음식보다 체내에서 적은 노력으로 즉시 포도당으로 전환됩니다. 공복에 신선한 상태로 과일을 먹으면 혈류에 포도당이 안정적으로 공급됩니다.

저혈당 발작을 끝내기 위해서는 단백질을 섭취하기만 하면 된다고 말하는 사람들이 종종 있습니다. 그러나 저혈당 발작은 포도당을 생성하는 탄수화물이 부족해졌을 때 신체가 반응하는 것입니다. 이러한 반응에는 에너지가 필요합니다. 단백질과 같은 무거운 음식이 위장에 들어가면 이를 처리하기 위해 에너지가 전환되어 일시적으로 저혈당 증상이 완화됩니다. 그러나 소화의 초기 단계가 완료되면 신체는 포도당 부족을 경고하던 원래의 활동으로 돌아갑니다. 증상이 다시 나타납니다. 2~3시간마다 단백질을 섭취한다고 해서 저혈당증이 없어지는 것은 아니며 저혈당증을 순간적으로 감출 수 있을 뿐입니다. 규칙적으로 과일을 먹는 습관을 기르면, 저혈당 증상과 끊임없이 싸우는 대신 저혈당의 원인을 근본적으로 제거할 수 있습니다.

9.
그러면 외식은
어떻게 하나요?

　제가 죽은 음식 대신 산 음식 위주로 먹으라고 말하면 많은 사람들이 '그러면 외식은 어떻게 하나요?'라고 묻습니다. 가끔 외식할 때면 먹고 싶은 음식을 마음껏 먹게 됩니다. 단백질과 녹말이 섞인 햄버거나 피자를 먹게 되고, 청소 음식인 과일을 디저트로 먹게 됩니다. 저는 채식주의를 지향하는 사람이지만 '괜찮습니다'라고 말씀드립니다. 그것이 바로 인생이기 때문입니다. 인생에는 원하는 대로 되지 않는 것들도 섞여 있어서 이들과 잘 타협하는 것도 중요합니다. 호텔 뷔페에 가자는 친구들에게 '나는 너희들과 먹는 음식이 다르다'라며 눈을 흘긴다면, 삐쩍 마른 고독한 노인이 되어 그들보다 더 먼저 저세상으로 갈 뿐입니다.

　호모 사피엔스는 모든 영장류(고릴라·침팬지·원숭이 등)처럼 군

집 생활을 하는 동물입니다. 히말라야의 눈표범처럼 고독하게 살아도 되는 동물이 아닙니다. 호모 사피엔스는 연약한 신체를 가진 대신에 서로 모여 정보를 공유하고 육체적으로 협력하면서 700만 년을 진화해 온 위대한 영장류입니다. 제가 좋아하는 독일의 철학자 에리히 프롬Erich Pinchas Fromm은 그의 명저 〈자유로부터의 도피〉Escape from Freedom에서 다음과 같이 갈파했습니다.

"그것이 하찮거나 천박한 것이라 할지라도, 세상과 연결되어 있기만 하면 혼자인 것보다 훨씬 낫다. 특정한 종교와 민족주의처럼 아무리 불합리하고 비열한 관습과 신념일지라도, 개인을 다른 사람들과 연결해 주기만 한다면 인간이 가장 두려워하는 것, 즉 고립으로부터의 피난처가 된다.

그가 어딘가에 속해 있지 않다면 그는 자신을 티끌처럼 느끼게 되고 자신의 개인적인 하찮음에 압도당할 것이다. 그는 삶에 의미와 방향을 부여할 어떤 체제에도 자신을 관련시킬 수 없을 것이며 의심으로 가득 차게 될 것이다. 그리고 이 의심은 마침내 그의 살 능력을 마비시키고 말 것이다.

인간의 본성에는 고정되어 변하지 않는 요소들이 있다. 생리적인 조건과 충동을 만족시켜야 할 필요와 고립과 정신적 고독을 피해야 할 필요가 그것이다."

저는 채식이 비만과 질병의 치유에 가장 좋다는 신념에는 변함이 없지만 무슨 '주의자'를 자처해 본 적이 없습니다. 저는 세상의 혼탁을 조장하는 상업자본주의에 비판적인 1인이지만, 히말라야 산속에 오두막을 짓고 자연주의자로 살 생각은 없습니다. 진화론적으로나 유전적으로나 호모 사피엔스가 군집 동물이라는 신념 또한 갖고 있기 때문입니다. 로빈슨 크루소조차도 하인 프라이데이Friday를 데리고 섬에 함께 있었다는 사실을 기억하는 사람은 많지 않습니다. 하인 프라이데이가 없었다면 크루소는 아마 외로움에 미쳐서 죽어 버렸을 것입니다.

외식을 하면서도 여기서 배운 내용을 따르는 것은 간단한 문제가 아니라는 사실을 누구보다도 저는 잘 알고 있습니다. 식사 전에 먼저, 단백질 음식과 녹말 음식 중에서 무엇을 먹을지 결정하기만 하면 됩니다. 스테이크와 같은 고기로 결정했다면 에피타이저로 나오는 빵 대신 채소나 과일을 먼저 드시면 됩니다. 빵과 같은 녹말 음식은 농축되어 있어 농축 단백질인 스테이크와 어울리지 않습니다. 그런 다음 감자가 아닌 채소를 곁들인 스테이크와 샐러드를 드시면 됩니다. 이렇게 스테이크+채소를 같이 먹으면 '무겁다'라는 느낌이 전혀 들지 않습니다. 스테이크+감자와 빵을 함께 먹을 때보다 식사 후 몸이 얼마나 가벼워지는지 직접 느껴 보시길 바랍니다. 해보지 않고 이론만으로는 알 수 없다는 사실을 분명히 말씀드립니다.

스테이크와 감자를 함께 먹으면 맛이 좋다는 것은 저도 잘 알고 있습니다. 그러나 스테이크 없이도, 버터를 바른 구운 감자와 채소를 곁들인 샐러드는 입과 위장을 동시에 만족시키는 건강한 식사라고 말씀드리고 싶습니다. 또한 스테이크를 주문하면서 감자 대신 채소를 부탁한다고 해서 식당에서 왕따가 되는 일은 없을 것입니다. 스테이크와 함께 내어 오는 감자 대신에 익힌 채소를 달라고 한다고 해서 '이봐 당신 무슨 사이비 종교에 빠진 거야?'라고 누군가 말한다면 그저 감자 알레르기가 있다고 말해도 나쁘지 않을 것입니다. 파스타를 먹기로 했다면 더 간단합니다. 빵과 함께 먹어도 좋고 간단히 와인을 마시면서 저녁 식사를 분위기 있게 만들 수 있습니다.

많은 사람이 식사할 때 좋지 않은 습관이 하나 있는데, 바로 음식과 함께 물이나 다른 액체를 마시는 것입니다. 소화액은 액체입니다. 액체가 위장에 들어가면 소화액이 희석되어 소화를 방해합니다. 식사와 함께 물을 마시고 싶다면 더 현명한 방법이 있습니다. 식사 내내 입안을 헹굴 수 있을 정도로만 아주 조금씩 마셔보세요. 한 스푼 정도의 양으로 조금씩 마시면 소화 과정이 지연되지 않습니다. 특히 식사 직전에 물을 한 잔 가득 마시는 것이 가장 좋습니다. 식사 전에 물을 한 잔 마시면 식사 중에 목이 덜 마른다는 사실을 금방 알게 될 것입니다.

10.
간식은 어찌할까요?

　우리는 보통 하루에 두 번, 점심과 저녁 사이, 그리고 저녁 식사 후에 간식을 먹습니다. 간식은 별것 아닌 것 같지만, 다이어트에 방해가 될 가능성이 아주 큽니다. 저는 당신에게 살아 있는 간식을 드시라고 요청합니다. 살아있는 간식에는 효소가 그대로 살아 있습니다. 음식에 있는 효소가 소화를 담당하기 때문에, 소화에 필요한 노력이 거의 필요하지 않습니다. 효소가 파괴되면 우리 몸은 자체적으로 소화 효소를 만들어야 하는데, 이는 다이어트와 질병 치유에 사용해야 할 귀중한 효소를 소모하게 됩니다.
　살아있는 간식에는 채소·과일·견과류 등 3가지가 있습니다. 저는 당근이나 셀러리를 추천합니다. 당근이나 셀러리는 알칼리성 식품으로 체내 산을 중화시키는 데 탁월합니다. 채소와 과일이 지켜우시다면 말린 과일이 차선책이 될 수 있습니다. 건포도나 대추야자 등은 휴대도 간편하고 위장에 머무는 시간이 길어 배고픔을 느끼지 않습니다. 반드시 화학약품이 없이 자연에서 건조 시킨 말린 과일을 드시길 바랍니다.

견과류와 씨앗류도 매우 편리합니다. 그러나 견과류를 먹을 때는 주의해야 할 점이 있습니다. 첫째, 볶지 않고 날것으로 먹어야 한다는 것입니다. 날것은 알칼리성이고 볶은 것은 완전히 산성이며 효소가 파괴됩니다. 견과류는 농축 식품이므로 주의하지 않으면 과식하기 쉽습니다. 견과류가 몸에 좋다고 해서 마트에서 파는 '믹스 견과류'를 먹으면 100% 과식하게 됩니다. 용량을 초과했는지도 모르게 끝없이 먹게 되었습니다. 식품회사의 엘리트 연구원들은, 당신이 하루 견과류 허용치(한 줌 정도)를 초과해서 TV 연속극이 끝날 때까지 무의식적으로 한 통을 다 먹게 하려고, 오늘도 밤을 새워 연구에 연구를 거듭하고 있다는 사실을 아셔야 합니다. 한 통을 다 먹게 하려면 반드시 달콤 짭짜름한 각종 화학약품이 첨가된다는 사실을 아셔야 합니다. 자연의 햇빛으로 건조한 순수 견과류라면 한 번에 한 줌이면 충분합니다. 저는 생아몬드와 캐슈넛·호박씨·해바라기씨 등을 즐겨 먹습니다.

사람들은 보통 오후 4시쯤에 간식을 먹고 싶어 합니다. 그 시간에 견과류나 씨앗류를 한 줌 정도 먹으면 저녁 식사 때까지 배고픔을 쉽게 참을 수 있습니다. 저는 일주일에 두세 번 견과류를 간식으로 먹을 때마다 오이를 함께 먹는 것을 좋아합니다. 먹어보지 않으신 분은 제 간식이 생소하게 들릴 수도 있습니다. 조금 느린 견과류의 체내 이동을 수분이 많은 오이가 더 효율적으로 도와주는 것을 몸으로 느끼실 것입니다. 한 번만 실천해 보면 몸으로 그 효용을 금방 알게 됩니다.

오후 4시는 사람들이 무언가를 필요로 하는 시간입니다. 제가 이 이야기를 꺼낸 이유는 다이어트를 위해 열심히 노력하는 사람들도, 가끔 과일이 아닌 단 음식에 대한 갈망이 생길 때가 있기 때문입니다. 초콜릿·케이크·파이·사탕 등과 같이 단 음식을 먹고 싶어지는 오후 4시를 위해 말린 과일과 견과류 등을 준비하시면, 빈속에 먹는 저녁 식사에 정신없이 허겁지겁 먹지 않게 되는 이중의 효과가 있습니다.

| 부록 1 |

모노 다이어트
실천법

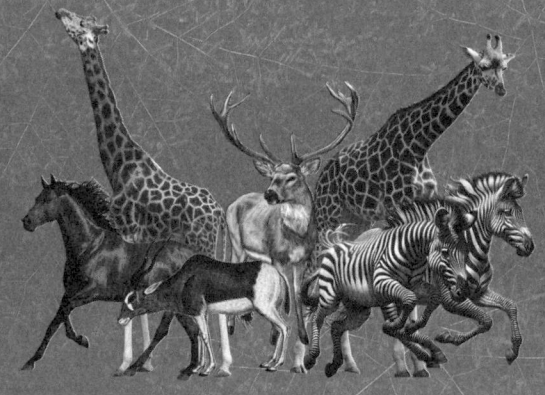

아이들은 아플 때 식욕이 줄어 먹으려 하지 않는다.
몸이 아플 때 맨 먼저 찾아오는 증상은 식욕부진이다.
식욕부진은 소화에 필요한 에너지를,
치료를 위한 에너지로 바꾸기 위해서 생기는 자연현상이다.

모노 다이어트란 무엇인가?

몸의 독소를 제거하는 가장 좋은 방법은 특정 기간 살아있는 음식(과일과 채소)만 먹는 것이다. 우리는 이것을 모노 다이어트라 부른다. 모노Mono는 '하나'를 의미하는 그리스어의 접두사이다. 그러니까 불로 익히지 않은 산 음식만 먹는 다이어트라는 말이다. 모노 다이어트를 아주 현명하게만 실천하면 세상의 다른 어떤 방법보다 몸속의 독소를 가장 빠른 시간에 배출할 수 있고 당연히 살이 빠진다.

내 경우에도 의심할 여지 없이 모노 다이어트가 건강을 유지해 주는 최고의 방법이었다. 나는 30년이 넘게 이 방법을 실천해 왔는데 전혀 힘들지도 않고 즐거운 마음으로 그 효과를 경험할 수 있었다. 특정 기간 과일과 채소만 먹는 모노 다이어트는 아주 단순하다. 또한 누구든지 즉각적인 효과를 볼 수 있기 때문에, 장기간 실천하면 엄청난 효과를 볼 수 있다. 당연히 살이 빠지고 질병을 예방하고 치유할 수 있다.

정기적으로 모노 다이어트를 한다는 것은 무엇일까? 이것은 하루에서부터 몇 주에 이르기까지 일정 기간을 정해놓고 신선한 과일과 채소 또는 무첨가 주스(식이섬유가 살아있는 스무디 형태)만을 먹는 것이다. 반드시 요리하지 않은 신선한 것으로만 먹어야 한다. 모노 다이어트의 이론을 설명하기 전에, 모노 다이어트의 놀랄만한 효과를 설명하기 전에, 몇 가지 보기를 들어보겠다.

1. 하루~3일 동안 오직 신선한 과일과 채소로 만든 무첨가 주스만 먹는 것
2. 3일~5일 동안 오직 신선한 과일과 채소로 만든 무첨가 주스, 그리고 신선한 과일과 채소를 통째로 먹는 것
3. 하루~1주일 또는 10일 동안 오직 신선한 과일과 채소로 만든 무첨가 주스, 그리고 신선한 과일과 채소와 샐러드만 먹는 것

그러니까 정기적으로 모노 다이어트를 한다는 것은 당신이 원하는 일정 기간 살아있는(불로 요리하지 않은) 음식과 무첨가 주스를 원하는 스타일로 마음껏 먹는 것이다. 당신이 모노 다이어트를 오래 하면 할수록, 즉 당신이 자연 상태의 살아있는 음식을 오래 먹으면 먹을수록, 몸속의 독성물질을 완벽하게 제거하여 단기간에 체중을 줄일 수 있다.

모노 다이어트는
몸 청소법이다

　　모노 다이어트의 목적은 두 가지다. 첫 번째 목적은 가능한 적은 에너지만을 소화에 쓰게 하기 위해서다. 그럼으로써 여분의 에너지를, 독소를 청소하는 데 쓰고 결과적으로 체중을 줄이기 위해서다. 두 번째 목적은 음식으로부터 최대한의 영양분을 섭취하기 위해서다. 자연 그대로의 음식은 불로 가열해서 요리한 음식에 비해 두 가지 더 장점이 많다. 자연 상태의 음식은 아주 순수한 상태이기 때문에 소화하는 데 에너지가 가장 적게 들고 가장 많은 영양분을 얻을 수 있다. 음식을 불로 가열해서 요리하게 되면 많은 영양분이 제거되고 부자연스러운 상태로 변한다. 이것은 꼭 명심해야 한다. 모든 동물 중에서 음식을 불로 가열해서 요리하는 동물은 오직 호모 사피엔스뿐이다. 오직 인간만이 뒤뚱뒤뚱 살이 찌고 퇴행성 질병을 대대손

손 물려 준다. 동물 중에서 가장 영리하고 사려 깊은 인간만이 요리를 허락했고 그로 인해 질병도 허락했다는 말이다.

그러나 모노 다이어트를 하면 안 되는 사람도 있다. 현재 질병이 심하게 진행 중인 사람이다. 설사 모노 다이어트로 인해 효과를 보아 온 사람이더라도 이처럼 급성의 경우에는 제한해야 한다. 모노 다이어트를 통해 최대의 효과를 얻기 위해서는 생활의 일부분이 되도록 정기적으로 해야 한다는 것이다. 모노 다이어트의 기간을 늘리는 것은 당신 마음대로다. 기본 규칙만 지킨다면 횟수나 방법도 상관없고 특별히 처방된 식이요법도 있을 수 없다. 1주일 내내 무첨가 주스(스무디 형태로)만 마셔도 되고 과일만 먹어도 상관없다. 1주일에 하루씩만 그렇게 해도 된다. 한 달에 딱 3일씩 연속으로 과일과 채소만 먹어도 된다.

작가이자 유명한 강연자인 가브리엘 쿠센스Gabriel Cousens 박사는 '1주일에 딱 하루만 주스를 먹는 모노 다이어트를 6개월 동안 실천하면 반드시 큰 효과를 본다'라고 말하기도 했다. 어떤 의사는 다음과 같은 치료 효과를 발표하기도 했다. "모노 다이어트는 허약해진 소화 시스템에 짧은 기간 동안 휴식을 줍니다. 저는 알레르기 증상이 있는 많은 사람에게 이 방법을 시도해서 엄청난 효과를 보았습니다. 그들은 모노 다이어트 기간에 알레르기 증상을 보이지 않았습니다. 알레르기를 일으키는 독소를 청소하는 효과가 뚜렷해지면서 면역 체계에 활력을 주고 살이 저절로 빠집니다." 그 효과는 너무도 뚜

엿하므로 당장 실천해도 좋다. 달력에 표시해 놓으면 그 효과를 확인할 수 있다. 1주일에 하루, 3일, 5일, 날짜를 표시해 놓으면 실천하기 편하다. 어느 날 아침에 일어났는데 몸이 찌뿌둥하다면 바로 그날을 D데이로 삼아도 좋다. 모노 다이어트의 기간은 매우 유연해야 한다. 그러나 당신이 그 기간을 일단 정하게 되면 매우 엄격하게 실천할수록 효과는 배가된다.

그러나 이 한 가지는 확실히 해두고 싶다. 사람들은 새로운 다이어트를 할 때마다 과거의 잘못된 식습관에 대해 처벌을 받는 심정으로 하는 경향이 있다. 나는 당신이 이런 사고방식을 바꾸고 새로운 사고방식으로 무장하기를 바란다. 모노 다이어트는 새로운 생활 습관으로 전환하는 행위이기 때문이다. 활력이 넘치는 삶으로 바꾸어 주는 정기적인 활력제로 생각하라는 말이다. 한 달에 한 번씩 멀리 있던 애인을 만난다면 당신은 얼마나 행복하겠는가? 그 애인을 1주일에 한 번 만나면 더 즐겁지 않겠는가 말이다.

음식 습관을 바꾸어 주는 모노 다이어트는 형벌이 아니라 해방이다. 체중감소라는 장기적인 선물과 함께 모노 다이어트가 주는 또 하나의 가장 큰 선물은 '활력 넘치는 에너지'다. 당신은 짧은 시간 내에 그 에너지를 체험할 수 있다. 그런 활력은 당신의 인생 전반에 걸쳐 넘쳐흐를 것이다. 당신은 이것을 체험하기만 하면 절대 포기하지 않을 것이다. 당신은 첫사랑과 함께했던 해변에서의 3일을 잊지 못할 것이다. 그런 것처럼 당신이 만일 일 년에 딱 3일만 실천했더라도 그 3일 동안의 쾌적했던 몸 상태를 마음속에서 잊지 못하게 된다. 당신은 '첫사랑과의 3일'처럼 언젠가 또 해보고 싶다는 기대를 갖게 될 것이다. 모노 다이어트는 형벌이 아니라 기쁨이다.

당신이 비만인 상태에서 살을 빼는 것도 중요하지만, 더 좋은 것은 평소에 '다이어트 불변의 법칙'을 생활화하여 아예 살이 찌지 않게 하는 것이다. 모노 다이어트는 사전 예방의 주춧돌과 같다. 활력이 넘치는 건강은 저절로 따라온다. 내가 건강 컨설턴트라는 직업을 가지고 수십 년째 이 분야에 종사하는 동안, 모노 다이어트는 나의 귀중한 자산이 되었다. 내가 절망적인 상태에서 처음 이것을 실천했을 때, 나는 내 컨디션이 어떻게 변했는지 그 순간을 똑똑하게 기억하고 있다. 하루하루 지날수록 내 건강은 뚜렷하게 달라졌다. 나는 10일 이상 모노 다이어트의 기간을 늘렸다. 시간이 지나면서 살이 빠지고 몸이 날아갈 듯 가벼워졌다. 나는 이것이야말로 내 건강을 되찾는 유일한 방법이라고 확신하게 되었다. 지금까지 이 실천법은 내 건강을 지켜주는 가장 중요한 방법으로 나의 날씬한 몸과 꼿꼿한 허리를 지켜주고 있다.

모노 다이어트에 숨겨진 이론은 아주 단순하다. 당신도 아시다시피 이 책은 '몸속의 쓰레기와 독소를 청소해서 날씬한 몸매와 생생한 에너지를 되찾는 것을 목적으로' 써졌다. 노폐물을 완전히 배출하면 살이 빠지고 에너지가 넘친다. 모노 다이어트가 그것을 실현해 줄 것이다. 몸은 산속의 샘물처럼 깨끗해질 것이고 에너지는 폭포수처

넘 넘질 것이다. 진실은 그것이다. 에너지가 모든 것이다. 그것이 없다면 모든 것이 불가능하고 아무 일도 일어나지 않는다. 자동차에 연료만 있으면 어디든 갈 수 있지 않은가? 우리 몸도 에너지가 없으면 아무 일도 할 수 없다.

소화 시스템을
자유롭게 풀어 주어라

　소화에 대해서 말하지 않고 에너지에 대해서 말하는 것은 어불성설이다. 소화 시스템이 하는 일은 어마어마하다. 음식을 먹고, 소화를 시켜서, 영양분을 뽑아내고, 그 영양분을 세포에 보내고, 독소와 쓰레기를 배출시킨다. 또한 위장과 소장과 대장·췌장·간·신장 등의 상호작용을 통해서 필요한 성분을 혈관·근육·뼈 등에 보내는 역할도 한다. 우리가 전혀 모르는 사이에 소화 기관에서는 엄청난 양의 에너지가 소비된다는 점을 알아야 한다.

　소화에 필요한 에너지보다 더 에너지가 필요한 것은 거의 없다. 뷔페에 가서 이 음식 저 음식을 우걱우걱 배 속에 집어넣어 보시라. 산에 오르고 싶어지는가, 소파에 오르고 싶어지는가? 독소를 청소한 후 몸에 차고 넘치는 에너지를 경험한다면, 소화에 얼마나 많은 에너시가 필요한지 온몸으로 느끼게 될 것이다.

당신은 복통을 경험해 본 적이 있는가? 위산이 과다하게 나온다거나 위산이 역류했던 경험은 있는가? 속쓰림이나 가스가 찬 느낌을 받으신 적은 있는가? 식사 후에 배가 터질 듯이 부풀어 오르는 느낌은? 이러한 모든 문제점은 위장에서 음식들이 효율적으로 소화되지 못해서 생기는 현상들이다. 여러 색깔의 실들이 서로 엉켰을 때 풀어내기 힘든 것과 똑같다. 이 많은 종류의 음식들은 소화가 끝날 때까지 배 속에서 더 오래 머물러야 하므로 부패하기 시작한다. 그래서 위와 같은 불쾌한 현상들이 생겨나는 것이다.

세계에서 가장 많이 팔리는 소화제는 타가메트Tagamet와 잔탁Zantac이다. 둘 다 모두 위장병에 사용된다. 당신은 왜 미국인들이 매년 수십 수백억 달러를 소화제 구입에 쓰는지 알고 있는가? 음식을 소화하는 과정이 너무 길고 복잡해졌기 때문이다. 단백질과 탄수화물을 너무 많이 한꺼번에 위장 속에 털어 넣었기 때문이다.

수없이 많은 사람이 복통과 소화불량 등으로 나를 찾아왔다. 그들은 모두 오랫동안 많은 양의 단백질과 탄수화물을 함께 먹어온 사람들이었다는 공통점이 있었다. 그들에게 지금 그런 고통은 사라졌다. 물론 소화제도 필요가 없어졌다. 소화 시간을 줄이고 소화 과정을 간결하게 만드는 음식을 먹어야 한다. 섞어 먹지 않으면 고통은 저절로 사라질 것이다.

소화 기관이 일을 덜 함으로써, 모노 다이어트는 더욱 강력한 힘을 발휘하여 질병을 예방하고 치료할 수 있게 된다. 나는 이 이론이 조금 도발적으로 들릴 수 있다는 것을 잘 알고 있다. 사실 사람들은 즉각적인 증거를 요구하는 경향이 있다. 너무나 많은 정보가 서로 다른 주장을 하며 TV와 인터넷을 통해 쏟아지고 있기 때문이다. 이 책을 읽고 있는 당신도 혼란스러울 수 있다. 가장 중요한 것은 당신이 직접 실천해 보는 것이다.

자연현상을 보면 확연하게 알 수 있다. 치료에 쓰이는 에너지를 확보하기 위해서 소화 기관이 쉬려고 노력하는 것은 일반적인 자연현상이다. 농장에서 일하는 사람이나 동물들과 시간을 많이 보내본 사람들은, 이런 현상을 쉽게 눈치챌 수 있다. 넘어져서 다리를 절룩이는 말에게 '자, 밥 먹을 시간이다'라고 해봐야 소용없다. 먹으려 들지 않기 때문이다. 소나 말이나 양이나 돼지를 키우는 사람들도 동물이 아플 때 거의 먹지 않는다는 사실을 잘 안다. 동물들은 본능적으로 몸이 아플 때 음식을 적게 섭취함으로써 에너지를 몸의 치료에 쓰려고 한다. 고양이나 개를 키우는 사람들도 마찬가지다. 고양이나 개도 몸이 아프거나 상처를 입었을 때 음식을 거들떠보지 않는다. 몸이 아픈 애완동물들에게 아무리 음식을 먹이려고 해봤자 소용이 없다. 동물들은 아픈 몸이 다 나을 때까지 휴식을 취할 뿐이다. 동물들도 자연현상을 이해하고 실천하고 있다. 이 책을 읽고 있는 당신은 어떠신가.

비슷한 일은 아이들에게서도 일어난다. 아이들은 아플 때 식욕이 줄어 먹으려 하지 않는다. 바로 이때 부모들은 '엄마를 위해서라도 좀 먹어라!'라든가 '의사 선생님이 그러는데 안 먹으면 더 아프대'라고 말한다. 그런데 어른 자신도 몸이 아프면 식욕이 떨어진다는 사실을 잘 알고 있고 실제로 먹으려 하지 않는다. 본능적으로 음식을 거부하게 되어 있다. 몸이 아플 때 맨 먼저 찾아오는 증상은 식욕부진이다. 식욕부진은 소화에 필요한 에너지를, 치료를 위한 에너지로 바꾸기 위해서 생기는 자연현상이다. 모노 다이어트는 몸상태가 안 좋을 때 빠른 회복을 위한 일시적인 선택일 수도 있지만, 이것을 생활 습관으로 정착시키기만 하면 평생 유효한 다이어트 방법이자 질병 치료법이 될 수 있다.

모노 다이어트
스케줄

　나는 당신이 모노 다이어트를 긴급한 상황(곧 있을 결혼식에 웨딩드레스를 입어야 하는 등)에만 사용하기를 원하지 않는다. 권투선수가 계체량을 통과하기 위해서 살을 빼듯 하기를 원하지 않는다. 이 방법은 평생의 생활 습관이 되어야 한다. 마치 아침에 일어나 출근하고 저녁에 퇴근하며 주말에 쉬듯이 규칙적인 습관이 되어야 한다는 말이다. 당신은 매주 일요일 대청소를 정기적으로 하고 있을 것이다. 당신은 6개월이나 1년마다 엔진오일을 바꾸어 줄 것이다. 그렇다면 당신의 몸 내부를 정기적으로 청소하는 것은 당연한 일 아닌가? 몸을 청소하는 것이 집 안 청소나 엔진오일 교체보다 덜 중요하다는 것이 말이 되는가? 몸이 깨끗해서 날씬하고 쌩쌩하다면 집 안 청소나 엔진오일 교체를 좀 미룬다고 무엇이 그리 대수란 말인가?

자, 그럼 어떤 방식의 모노 다이어트를 골라야 할까? 언제 어떤 방법으로 실천해야 할지 결정하는 것은 쉽지 않다. 어느 기간 동안 어떤 방법으로 해야 할지 모른다면 3일 이상 연속으로 실천해서 그 효과를 직접 몸으로 느껴 보는 것이 가장 좋은 방법이다. 그러나 딱 하루만 해보는 것도 좋다. 별로 힘들지 않다면 며칠 더 연장해 볼 수도 있기 때문이다. 그런 식으로 몇 번 해보면 생활습관으로 어떻게 정착시킬 수 있는지 아이디어가 떠오를 수 있다. 그렇게 해서 정착시키기만 하면 좀 더 유연하게 변형할 수도 있다.

가령 매주 일요일 과일만 먹기로 했는데 하필 그날 파티에 참석해야 한다면, 실행 날짜를 토요일로 당기거나 월요일로 미룰 수도 있기 때문이다. 그러나 좀 즉흥적인 사람이라면 아침에 일어나자마자 '오늘부터 3일 동안 과일과 주스만 먹기로 결심했어!'라고 해도 좋다. 매일 뷔페에 나가서 썩으면 냄새나는 고기를 우걱우걱 쑤셔 넣는 것보다 훨씬 아름다운 일이다. 그것은 마치 매일 저녁 클럽에 나가 먼지 속에서 정신없는 하드락 음악만 듣다가, 술이 깬 일요일 아침 맑은 정신으로 클래식 FM을 듣는 것과 같은 것이다.

여기에서 소개하는 3가지 모노 다이어트(1: 하루 종일 무첨가 주스만 먹기, 2: 3일 동안 과일과 과일 스무디만 먹기, 3: 1주일 동안 살아있는 음식만 먹기)는 명령이나 법칙이 아니라 하나의 보기에 불과하다. 하나씩 직접 실천해 보고 좋아하는 것과 그렇지 않은 것을 구별해서 선택하면 된다. 여기에서 가장 중요한 것은 '불로 요리하지 않은 산 음식'만을 선택하는 것이다.

(1) 하루 종일 과일주스만 먹기

하루 종일 배고플 때마다 과일과 채소로 만든 주스(천연 섬유가 살아 있는 스무디 형태로)만 먹는 실천법이다. 나의 경우 아침에는 과일주스를 마시고, 다음엔 채소주스를 마시고, 저녁엔 과일주스를 먹는 방법이 가장 좋았다. 그러나 상황에 맞게 당신이 섞어서 선택해도 상관없다. 하루 종일 과일주스만 마셔도 좋고, 하루 종일 채소주스만 마셔도 좋고, 아침·점심·저녁 골라 가며 마셔도 좋다. 언제 어떻게 먹든 하루 종일 무첨가 주스만 마신다면 상관없다. 한 번에 300~400ml를 2시간 간격으로 마시면 가장 좋다. 그러나 이것도 가이드라인일 뿐이다. 그때그때 상황에 따라 얼마든지 조절할 수 있다.

하루 24시간 동안 오직 주스만 먹는다는 것이 중요하다. 과일과 채소를 사용해서 만드는 주스를 소개한 책도 수없이 많다. 모두 재미있는 방식으로 만들 수 있고 맛도 좋다. 나는 사과와 딸기를 섞어서 만든 주스를 가장 좋아한다. 한번 만들어보시라. 그 맛에 당신도 놀랄 것이다. 나는 이미 많은 사람에게 이 주스를 추천했고 많은 찬사를 받은 바 있다.

당신은 이렇게 질문할 수도 있다. "과일에다 다른 것을 섞는 것은 나쁘지 않나요?" 맞는 말이다. 그러나 모든 법칙에는 예외가 있기 마련이다. 과일은 수분을 많이 함유한 음식이기 때문에 지방이나 단백질이나 탄수화물과 섞어 먹는 것은 나쁘다. 그러나 채소는 과일과 함께 섭취해도 전혀 문제가 없다. 채소주스는 성분이 좀 센 편이므로 과일과 섞을 때는 과일과 채소를 3 대 1로 섞으면 가장 좋다.

생과일〉과일주스(스무디)〉과일즙 순서로 다이어트의 가치가 있다. 덜 가공할수록 다이어트의 효과가 올라간다. 과일 스무디를 과일즙으로 대체하는 것은 그리 추천하지 않는다. 즙으로 짜내면 섬유질이 찌꺼기로 버려지는데, 그렇게 되면 또 다른 노폐물 청소부인 섬유질을 사용하지 못하기 때문이다.

(2) 3일 동안 과일과 과일주스만 먹기

이 방법은 '하루 종일 주스만 먹기'에 과일을 추가하는 실천법이다. 어떤 과일이든 반대하지 않는다. 자연 상태로 건조해서 이산화황이 함유되지 않았다면 건포도나 대추같이 말린 과일도 상관없다. 말린 과일은 영양분이 지나치게 농축되어 있으므로 조금만 조금만 먹는 것이 좋다.

과일주스를 더 맛있게 먹는 방법도 있다. 사과주스나 오렌지주스에 얼린 바나나 또는 얼린 과일을 집어넣으면 맛있는 스무디가 된다. 블루베리 · 딸기 · 복숭아 · 바나나 등 얼린 과일을 주스에 넣기만 하면 된다. 과일을 어떻게 선택하느냐에 따라서 수백수천 가지 스무디를 기호에 맞게 즐길 수 있다.(바나나를 얼릴 때는 껍질을 벗기고 플라스틱 그릇에 넣어서 냉동실에 보관할 것)

(3) 1주일 동안 살아있는 음식만 먹기

1주일 내내 자연 그대로의 살아있는 음식(과일 · 채소 · 주스 · 샐러드)만 먹는 실천법이다. 절대 불을 사용해 요리한 음식은 안 된다. 과일이나 채소를 원하는 만큼 먹어도 좋고 아주 약간의 올리브오일을 드레싱으로 넣은 샐러드, 레몬주스, 각종 허브를 시간과 양에 관계없이 먹어도 좋다. 드레싱에 약간의 화학적 성분이 들어갔다 해도 그 정도는 관계없다. 맛이 있어야 계속할 수 있기 때문이다. 지나치게 엄격하면 중도에 포기하기 쉽기 때문이다. 샐러드를 먹은 후, 3시간 동안은 과일주스나 채소주스를 먹지 말 것을 권할 뿐이다.

위 3가지 모노 다이어트는 하나의 보기에 불과할 뿐이다. 재료의 종류도 상관없고 실천하는 기간도 당신에게 달려 있다. (1)번을 실천해 본 후에 며칠 지나서 (2)번을 실천해 보고 며칠 후에 (3)번을 실천해 보면 된다. (1)번, (2)번, (3)번을 하루씩만 실천해도 관계없다. 과일, 채소, 혹은 주스를 계속해서 먹는 것이 중요하다. 모두 불로 요리하지 않은 것이라야 한다.

***이 책의 부록 1 '모노 다이어트 실천법'은 미국 출판사의 허락을 얻어 하비 다이아몬드의 〈다이어트 불변의 법칙〉Fit for Life 8장에 게재된 '모노 다이어트 실천법'을 편집 수정하여 실었음을 밝힙니다.

| 부록 2 |

질병의 7단계

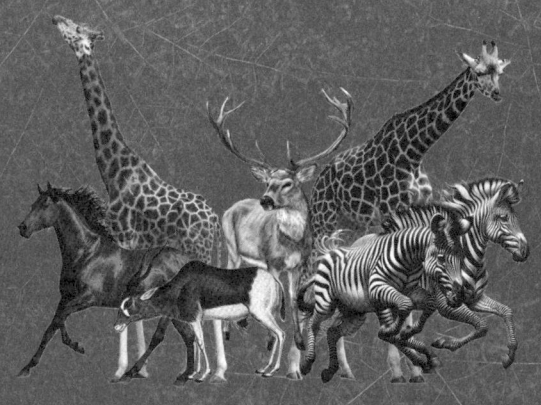

통증은 우리 몸을 보호한다. 통증은 다른 쪽 손을
뜨거운 냄비에 대지 않도록 경고음을 내는 것이다.
당신이 더 큰 위험에 처하지 않도록,
더 이상 계속되면 더 큰 일이 일어난다는
경고를 위해 통증이 설계되었다는 말이다.

질병의 7단계
(무기력증→독혈증→과민증상→염증→궤양→경화증→암)

건강한 상태　　1　　2　　3　　4　　5　　6　　7(암)

　　질병은 결코 살금살금 몰래 다가와서 갑자기 당신을 무너트리지 않는다는 사실을 분명히 해둔다. 질병은 그런 식으로 갑자기 생기지 않는다. 질병은 당신이 당신의 몸을 오랫동안 학대하고 무시한 결과로 발생한다. 1단계부터 7단계(암)까지 많은 시간이 소요된다. 7가지 단계 중에서 어떤 단계에서도 당신은 질병의 진행을 중단시킬 수 있다. 어떤 단계에서도 기침이나 통증과 같은 신체의 경고음을 일제히 끝낼 수 있다. 그 경고음은 상황을 더 이상 방치하지 말고 변화시키라는 몸의 명령이기 때문이다. 질병의 7단계와 경고음에 귀를 기울이고 몸이 원하는 쪽으로 방향을 전환하기만 하면 건강을 회복할 수 있다. 모든 것은 당신이 해야 한다. 약물과 같은 외부의 힘에 의지하지 말아야 한다는 말이다.

    7단계를 세밀하게 살펴보고 대처하기를 바란다. 여기에 언급하는 각각의 단계는 순식간에 진행되지 않는다. 7시간 만에, 또는 7일 만에 진행되지 않는다는 말이다. 7주 만에 진행되는 일도 없고 7달 만에 진행되는 일도 없다. 아주 느리고 소리 없이 진행된다. 한 단계에서 다음 단계로 진행되기 위해서는 몇 년, 때론 몇십 년이 소요되기도 한다. 앞쪽의 6단계가 진행되는 중에 문제의 원인이 제거되면 통증이 멈추고 질병의 징후는 사라진다. 그러나 만일 당신이 불만족한 상황을 개선하기 위해서 약물이라는 직원을 고용하게 되면 병의 원인은 그대로 남아 있게 되고 질병은 계속 진행된다.

    당신이 약물을 통해서 경고음을 울리는 경보기의 선을 가위로 싹둑 잘라냈기 때문이다. 도둑이 집 안에 들어와서 이것저것 훔쳐가는 데도 당신은 경보기 스위치를 내리고 다시 침대로 잠을 청하러 갔기 때문이다. 당신이 약을 먹게 되면 통증이 완화되므로 상황을 개선하려는 몸의 작동은 멈추게 된다. 잠깐 고통이 줄었다가 가차 없이 병의 다음 단계로 진입하게 된다. 현관문을 연 도둑이 거실을 털고 옆방을 털고 안방까지 털어도 당신은 계속해서 스위치를 내린 채로 잠을 청할 것인가?

1단계: **무기력증**無氣力症 **(피로와 식욕부진)**

질병의 첫 번째 단계는 무기력증Enervation이다. 무기력증을 뜻하는 영어 에너베이션은 에너지Energy에서 파생된 단어다. 에너지는 인생의 필수 요소다. 인간의 모든 몸 상태는 '몸의 모든 기능을 수행하는 에너지가 얼마나 충만한가'에 따라 결정된다. 무기력증은 몸의 기능을 정상적으로 수행해야 할 에너지가 충분하지 않은 상태를 말한다. 무기력증이 발생하면 몸은 즉각 스스로 치료해서 아주 작은 에너지라도 끌어 올리려고 시도한다.

몸의 모든 기능이 작동해서 몸을 수리하게 되는데, 신진대사 과정(음식을 흡수해서 소화하고 배출하는)에서 발생한 각종 독소를 제거하는 과정에 진입한다. 인간의 몸에 들어온 70톤(평생 먹는 양)에서 발생한 독소들을 제거한다. 모든 음식에는 나름대로 독소를 가지고 있기 때문에 몸에 독소가 들어온다는 것은 아주 자연적인 현상이다. 문제는 몸이 제거할 수 있는 독소의 양보다 몸으로 들어오는 독소의 양이 더 많아질 때 발생한다. 모든 독소는 에너지의 힘을 통해 제거되는데, 독소가 너무 많으면 고갈된 에너지가 더 이상 힘을 쓰지 못하는 상황이 발생한다. 이 에너지는 수면과 휴식을 통해서 다시 복구된다. 에너지가 고갈되어 무기력증에 빠졌다는 첫 번째 경고음은 무얼까? 낮 시간의 경우 몸의 움직임이 둔해지고 쉽게 피곤함을 느끼는 상태이고, 밤 시간의 경우 몸을 자주 뒤척이며 수면 시간이 길어지는 상태가 된다.

이러한 경고음이 몸에 사인을 주게 되면 짜증이나 신경질과 같은 정신적인 현상이 일어나면서 이를 바로잡으려는 쪽으로 몸이 작동한다. 이때 맨 처음 나타나는 중요한 증상이 바로 '식욕부진'이다. 밥을 먹고 싶은 생각이 없어진다는 말이다. 왜 식욕부진이 가장 먼저 오는지 궁금하지 않은가? 음식을 먹어서 소화하는 데에는 당신이 생각하는 것보다 엄청난 에너지가 소비되기 때문이다. 남아 있는 작은 에너지로 즉각 치료 기능을 발휘하기 위해 우리 몸이 현명한 지적 작용을 일으킨다는 말이다.

음식에 대한 욕구를 줄여서 소화 기능에 쓰이는 에너지를 최소화해야만 무기력증을 치료할 수 있기 때문이다. 바로 이런 이유로 모든 질병의 첫 번째 증상이 식욕부진으로 나타나는 것이다. 이 얼마나 아름다운 몸의 회복 기능인가? 이 아름다운 몸의 회복 기능인 식욕부진은 질병의 첫 번째 단계뿐만 아니라 모든 단계에서 나타난다. 그렇다면 무기력증 다음엔 어떤 증상이 나타날까?

2단계: **독혈증**毒血症(고열)

독혈증Toxemia은 미처 제거하지 못한 잔여 독소들이 혈관 및 림프시스템, 그리고 신체의 각 조직에 다량 침투했을 때 발생한다. 우리의 몸은 급박한 상황을 해결해야 한다고 인식한 후에, 독소를 몸 밖으로 내보내서 건강을 유지하려고 노력한다.

이때 두 가지 예외(자가 치료가 힘들어지는 경우)가 발생하는데, 첫 번째가 몸이 불편함을 느끼는 정도가 지나치게 심한 경우이고, 두 번째가 사용할 에너지가 너무 고갈되었을 경우다. 만일 당신이 심하게 일을 했거나, 스트레스가 너무 많거나, 휴식과 수면이 부족해서 피곤함이 극에 달하면 이런 증상이 발견된다는 말이다. 이때 잔여 독소들이 제거되어야 하는 바로 그곳으로 독소가 스며들고 질병의 다음 단계, 즉 2단계로 발전한다.

이때 가장 전형적인 증상이 나타난다. 이 증상은 독소가 제거되어야 하는데도 오히려 침투하는 바로 그 장소에서 증상이 발견된다. 이 증상은 질병의 2번째 단계에서도 발견되지만, 각 질병의 단계마다 또다시 나타난다. 앞에서 계속 언급했듯이 우리 몸은 독소를 밖으로 배출하려는 노력을 멈추지 않는다. 당신이 내게 2단계에서 독소를 밖으로 밀어내려는 확연한 증상이 무엇이냐고 묻는다면 의심할 여지 없이 바로 이것이다.

거의 모든 사람이 이것을 오해하고 있다. 이것은 인간의 몸이 스스로 건강한 상태로 되돌리기 위해 작동하는 엄청난 자가 치유법이다. 위대한 인류는 이 치유법을 작동시켜 7백만 년을 진화해 왔고 자손을 퍼트렸다. 나는 이 방법이 얼마나 단순하고 명확한 방법인지 당신에게 알려주고 싶어 가슴이 뛴다. 그러나 이 방법은 너무나 오랫동안 오해를 받아왔으며 천덕꾸러기로 취급해 왔다. 당신과 나는 살아오면서 이 증상을 아주 많이 경험해 왔다. 당신도 지금쯤 이것이 무엇인지 짐작을 했을 것이다. 위대한 인간의 자가 치료법, 바로 발열이 심각한 상태를 일컫는 말인 고열^{Fever}이다.

당신이 과거에 고열에 대해서 어떤 자세를 가졌다 할지라도, 당신이 과거에 고열에 대한 믿음이 무엇이었다 할지라도, 나는 이 고열이 당신의 친구이자 지원군이라는 점을 확실하게 말해두고 싶다. 고열을 좋아해야 한다거나 오락거리로 삼으라는 말이 아니다. 나는 고열이 우리 몸을 질병에서 탈출시켜 주는 중요한 현상이라는 점을 말하고 싶은 것이다.

만일 당신이 어떤 사람을 만났는데 옷에 피가 잔뜩 묻었고 마룻바닥에 핏자국이 흥건하다면, 그가 가슴에 부엌칼이 찔린 채 당신과 마주쳤다면, '도대체 저 피는 어디에서 나온 것이죠?'라고 물을 수 있을까? 만일 어떤 사람이 의사의 치료를 받은 후 피가 묻은 붕대를 머리에 감고 수술실을 나온다면 '도대체 저 피는 어디서 나온 것이죠?'라고 물을 수 있을까? 당신은 당연히 피가 몸 안에서 나왔다고 무의식적으로 생각할 테지만, 깜짝 놀라 어쩔 줄 몰라 할 것이다. 나는 너무도 분명한 사실에 대해 궁금해하는 사람들이 오히려 더욱 놀랍다. 너무 분명한 사실에 대해 침묵하고 알려고도 하지 않는 우리 인간들이 더 놀랍다. 고열에 대한 진실을 외면하고, 고열에 대한 설명과 치료에 무시와 침묵으로 일관하는 것은, 한편으론 슬프기도 하고 한편으론 코미디 같다고 생각하게 된다.

고열이 나면 평범한 인간은 결국 잘못된 길로 들어서기 일쑤다. 염화수은^{Calomel}과 키니네^{Quinine}가 들어 있는 무시무시한 약물이 몸속에 투입된다는 말이다. 고열은 우리의 친구임에도 불구하고 무시무시한 공포, 적, 또는 죽음으로 몰고 가는 악마로 과잉 대접을 받기 일쑤다. 여기 믿기지 않는 사실이 하나 있다. 미국의 저명한 사회 개혁자 리플리Mr. Ripley는 '믿거나 말거나 1800년대 중반까지만 해도 고열이 난 환자에게 찬물을 먹이는 것은 금기 사항이었다'라고 밝혔다.

가령 어린아이가 고열이 너무 나고 목이 타서 물을 달라고 하더라도 물을 먹이는 것을 거부했다. 또한 환자가 어떤 이유로 죽어가고 있을 때라도, 물을 먹이는 것은 죽음을 재촉하는 것이었다. 설령 물 한 잔을 마시고 나서 환자가 기적적으로 회복되더라도, 감기 환자가 물을 마시는 것은 '환자를 결정적으로 죽이는 일'이라고 여겨졌다는 것이다. 그 상황을 가장 잘 알고 있어야 할 의사들조차도 그 이유에 대해 질문을 받으면 '건강한 사람들에게 좋은 어떤 것들은, 환자에게는 나쁠 수 있다'라고 다소 황당한 대답을 하곤 했다.

인간의 몸을 건강한 상태로 되돌려주는 고열이 이렇게 오랫동안 천대받아 왔다는 사실은 정말 놀라운 일이다. 고열은 너무도 오랜 세월 나쁜 악마로 오해받아 왔으며 저주의 대상이었다. 고열은 사실 우리 몸의 방어 작용이다. 가령 몸속에 독소가 지나치게 많이 축적될 경우, 우리 몸은 즉각 신진대사 기능에 명령을 내린다. 가능한 열을 높이 올려서 몸속의 독소를 몸 밖으로 뱉어내라는 명령 말이다. 이 모든 것은 몸의 체온 조절 기능을 맡은 뇌 속의 시상하부Hypothalamus

에 의해 완벽하게 통제된다.

신진대사 기능은 크게 두 가지, 영양소의 흡수와 독소의 배출이라는 역할을 담당한다. 인체의 배출 능력을 넘어서는 독소가 축적되면 이를 밖으로 배출하기 위해서 몸의 온도를 높일 필요가 있다. 우리의 몸은 고열과 같은 특별한 치료법 없이도 독소를 배출하는 능력을 평소에도 가지고 있다. 바로 평상시에 몸의 온도를 높이는 일이다. 열을 발생시켜 독소를 잘게 녹여 액체 상태로 만든 다음 혈관으로 스며들게 한다. 이 액체 상태의 독소들을 인체의 배출기관(장·방광·폐·피부 등)으로 이동시킨 다음 몸 밖으로 배출해버리면 끝나는 것이다.

나는 아주 오래전부터 신문 기사를 모아왔다. 잘 정리해 왔기 때문에 언제든지 주제에 맞게 꺼낼 수 있다. 여기에 기사 하나를 소개하겠다. '고열의 원인은 아직도 알 수 없다'Fever Still A Mystery라는 제목의 기사다. 취재 대상이 된 의사에 의하면 '고열이 무엇이고 원인이 무엇인지 묻는 독자에게 정확한 대답을 한다는 것은 힘든 일이다'고 말했다. 이 의사는 다음과 같이 덧붙였다. "아무도 알 수 없습니다. 열이 어떻게 시작해서 어떻게 끝나는지 여전히 밝혀지지 않고 있습니다."

답답하지 않을 수 없다. 이 의사의 말은 낮에는 왜 밝고 밤에는 왜 어두운지 아직도 밝혀지지 않고 있다는 말과 무엇이 다르단 말인가? 고열은 절대 미스터리가 아니다. 오히려 인체의 작동 기능을 설명하는 중요 포인트다. 고열을 설명하기 위해 당신은 과학자가 될 필요가 없다. 과거든 현재든 초등학교 학생이라도 쉽게 이해할 수 있고 누구에게나 작동 원리를 설명할 수 있다. 고열은 아주 상식적이고 논리적으로 설명될 수 있다. 몸이 스스로 자가 치유하는 인체의 지혜로운 메커니즘이기 때문이다.

고열에 대한 왜곡과 오해와 무지는 오늘날까지 계속되고 있다. 아주 현명하고 지혜로운 사람들도 자녀들이 고열에 빠질 때 공포에 휩싸인다는 사실을 나도 잘 알고 있다. 더 큰 병에 걸리거나 뇌 손상이 생길지도 모른다는 생각에 의사를 찾아가 약을 처방받는 것이 일반적이다. 인간의 몸은 그렇게 엉터리 진흙 덩어리가 절대 아니다. 인간의 몸은 우리가 생각하는 그것 이상으로 지혜롭게 처신한다. 우리 몸은 우리가 들어왔던 어리석은 공포심, 바로 뇌 손상이 오기 훨씬 전에 스스로 온도를 올려 이를 해결하는 지혜를 가지고 있다. 거듭 말하지만 호모 사피엔스는 7백만 년 동안 이런 방법으로 스스로 치유하며 진화해 왔다는 말이다.

당신은 피를 생산하는 인간의 몸이 적정량의 피를 생산하는 것을 잠깐 잊고, 너무도 많은 피를 생산하는 바람에 신체 장기가 핏속에 익사하는 일이 생길 수 있다고 생각하는가? 당신은 음식을 소화시키는 우리의 몸이 소화 기능을 잠깐 착각하여, 위를 통째로 소화하는 일이 가능하다고 보는가? 당신은 자동으로 호흡하는 인간의 몸이 적정량의 공기를 들이마시는 일을 잠시 착각하고, 엄청나게 많은 공기를 들이마셔서서 폐가 폭발하는 일이 가능하다고 보는가?

터무니없고 우스꽝스러운 일 아닌가? 이런 일은 절대 일어나지 않는다. 이와 마찬가지로 몸에 열이 난다고 해서 머리카락이 새카맣게 타고 뼈가 재로 변하는 일은 절대 발생하지 않으니 걱정하지 마시라. 온도조절 기능은 인체의 가장 기본적인 메커니즘의 하나다. 이 메커니즘은 몸에서 시작해서 몸에 의해 조절되며, 아주 세심하고도 지혜롭게 맨 먼저 작동되는 인체의 방어 기능이다. 이처럼 우아하게 디자인되고 세련되게 운영되는 인체의 메커니즘이 인체의 독소를 뱉어내는 기능을 수행하다가, 기능이 꺼져서 뇌 손상이 오는 것이 가능하기나 한 것일까?

이런 엉터리 같은 일은 인간의 몸에서 절대 일어나지 않는다. 그러나 엉터리 같은 전문가들이 너무 많다. 위에서 언급했던 신문 기사는 1999년에 쓴 글이다. 여기에서 어리석은 의사는 고열에 대해 묻는 기자의 질문에 다음과 같이 대답했다. "환자에게 발생하는 고열은 우리 의학계가 수 세기에 걸쳐 풀지 못한 주제입니다."

우리 인체가 매 순간 작동하는 이 온도조절 장치라는 메커니즘, 바로 이것이 우리 몸을 보호하기 위한 기능이라는 사실을 이해하기가 그렇게 힘든 것일까? 나는 앞에서 진리는 단순하다고 말한 바 있다. 이것을 설명하기 위해 내가 현학적이고도 복잡한 의학용어를 사용했는가? 초등학생도 이해할 수 있는 원리 아니던가? 이처럼 너무도 단순하고 명확한 원리가 수 세기에 걸쳐 수많은 의사와 의학 종사자들에 의해 왜곡되고 무시되어왔다는 사실을 당신은 깨달아야 한다.

복잡하게 생각하지 마시라. 진리는 단순한 것이다. 나 또한 이 분야에만 30년 넘게 연구해 왔다. 나는 30년 넘게 노인이든 소년이든, 고열로 사망했다는 사람을 보지도 듣지도 못했다. 그러나 고열 때문에 약을 복용해서 문제가 생긴 사람은 수도 없이 많이 보았다. 고열은 인체의 독소를 제거하기 위해 작동한다. 그러나 많은 부작용을 일으키는 과도한 약품이 독성 가득한 인체(독성으로 병들었으므로)에 투여될 경우, 이 둘이 서로 상승작용을 일으켜 고열 환자를 치명적인 불구로 만들 수도 있고 사망의 원인이 된다는 사실도 알기 바란다.

이때 약이 사람을 죽였는데도 불구하고, 의사와 병원은 온갖 현학적인 의학용어를 동원해서 고열로 사망했다고 가족에게 말한다. 사망 진단서를 읽어보면 금방 해답을 알 수 있다. 그 종이에 당신이 알기 쉽게 이해할 수 있는 친절한 용어가 있기는 한 것일까? 멀고도 먼 그리스어와 라틴어에 기초를 두고 있는 복잡한 의학용어를 읽어 내려갈 때마다 답답해지는 당신을 돌이켜본 적은 정녕 없었단 말인가? 당신은 항생제抗生劑, Antibiotic의 원래 뜻을 알고 있는가? '생명Biotic에 반대Anti한다'라는 뜻이다. 생명에 반대되는 약물이 당신 몸속에 투하된다는 말이다.

몸에 열이 난다고 해서 절대 두려워하지 마시라. 고열은 인체의 치료 기능 중에서 가장 명확하고 기본적인 기능이라는 점을 확신하기 바란다. 당신이 지금 열이 심하다면 현재의 몸 상태가 2단계라는 것을 확신할 수 있다. 또한 짧은 시간 후에 사라질 것도 확신할 수 있다. 고열이 난다고 해서 약을 먹으면 절대 안 된다. 아주 가벼운 음식(과일이나 과일주스 정도)이나 물을 마시면 된다. 조용히 누워서 휴식을 취하면 된다. 일체 간섭도 없이 몸이 원하는 방향으로 가기만 하면 된다는 말이다.

당신은 몸이 아픈 상태에서 절대 식욕이 생기지 않을 것이다. 열이 나는 상태에서 운동장으로 달려가다가 힘이 넘쳐 대륙을 횡단하고 싶지 않을 것이다. 그렇다. 당신의 몸이 원하는 대로 행하라. 당신의 몸은 분명히 '휴식을 취하라'거나 '물을 마시라'거나 '잠을 자라'고 명령할 것이다. 그렇게 하라. 고열이 당신을 치료하는 동안 몸의 명령, 즉 자연의 법칙에 복종하라. 치료가 끝나면 몸은 저절로 살아날 것이다. 인류는 7백만 년 동안 그렇게 스스로 치료해 왔다.

3단계: 과민증상過敏症狀(설사 · 가려움증 · 콧물 · 불면증)

무기력증(1단계)과 함께 찾아오는 경고 사인이 피곤함과 식욕부진임에 반해서, 독혈증(2단계)과 그로 인해 발생하는 과민증상(3단계)은 훨씬 더 두드러지는 증상이다. 당신 신체 안에 독성의 수준이 아주 높다는 것을 더 경고하기 위해서 질병의 3단계가 설계되었다. 좀 더 구체적이고도 확실하게 범인을 제거하겠다는 몸 안의 강력한 신호음이다.

과민증상은 독성물질로부터 몸을 보호하려는 방어 메커니즘일 뿐 아니라, 더 이상 독성물질이 쌓이지 못하도록 인체 내부를 더 활발하게 가속도를 올려서 치료하는 행위다. 일반적으로 몸의 여러 장소에서 증상이 나타난다. 과민증상은 아주 치명적으로 고통스럽지는 않지만, 의사의 치료를 받으러 병원으로 향하도록 하기에 충분하다. 이것을 없애기 위해 무엇이든 하지 않고는 못 배길 정도로 불편하다.

가장 대표적인 과민증상은 설사를 위해 화장실로 달려가는 것이다. 그러나 지나치게 오랫동안 참지만 않으면 엄청나게 고통스럽지는 않다. 그러나 오래 참는다면 화장실로 가는 것 외에 다른 생각을 못 하게 만드는 것도 사실이다. 장과 방광을 완전히 비우는 것만큼 몸속의 독소와 쓰레기를 처분하는 방법이 있을까? 몸속의 다른 곳에 얼마간의 독소가 숨어 있다고 해도 소변과 대변만큼 확실한 처리 방법은 없다는 말이다. '무엇을 먹느냐' 만큼이나 배변도 중요하다는 뜻이다.

때로는 배변이 음식 섭취보다 더 중요할 때도 있다. 과민증상이 만들어내는 증상들은 생활 주변에 널려있다. 독소로 인해 발생하는 또 다른 과민증상은 가려움증이다. 피부는 인체의 가장 큰 기관일 뿐만 아니라 독소의 배출기관이다. 무려 40억 개의 피부 구멍에서 독소를 정기적으로 자유롭게 배출한다. 이 구멍들은 머리끝부터 발바닥까지 폭넓게 분포되어 있다. 만일 지금 당신 피부의 어느 한쪽이 가렵다면 독소가 그곳을 통해 나가고 있다는 증명이 되는 셈이다.

당신이 손가락으로 그곳을 긁었다면 그렇게 함으로써 독소의 배출을 더 쉽게 하려는 자연스러운 행위다. 내부의 독소들이 피부 표면에 도달하게 되면 그곳의 피부가 민감하게 된다. 3단계 또한 아주 심할 정도로 고통스럽지는 않지만, 주의력을 분산시켜서 생활에 지장을 주는 것도 사실이다. 가려움증이 그리 심하지 않다면, 당신이 눈치채지 못하는 사이에 다음 단계로 넘어간다. 4단계는 염증인데 뒤에서 구체적으로 다루겠다. 모든 사람이 과민증상의 단계에서 가려움증을 느끼는 것은 아니다. 어떤 사람들은 아무런 이유도 없이 속이 메스껍거나 짜증이 나기도 한다. 이런 증상은 신체의 배출주기인 오전 시간에 자주 발생한다.

과민증상의 다른 형태는 콧물이 계속해서 나오는 경우다. 어떤 사람은 아무런 이유도 없이 자제심을 잃고 흥분하기도 한다. 만일 당신이 평상시와 다르게 마음이 급해지고 쉽게 화를 낸다면 그것이 3단계의 증상이다. 당신 또한 이런 말을 들어봤을 것이다. "저 사람은 항상 과민반응이란 말이야. 건드리지 마세요. 상태가 심각하니까." 몸에 독소가 가득 차면 몸 상태가 예민해지고 과민증상이 나타난다.

실험에 의하면 몸에 독소가 가득 차면 눈물샘을 자극해서 눈물이 자주 나는 현상이 나타난다고 밝히기도 했다. 마음이 약해서 눈물이 많은 것이 아니라 몸속에 독소가 많을 때, 슬픈 장면이 기폭제가 되어 눈물이 많아지는 것이다. 그래서 술을 많이 마실수록 평평 우는 사람들이 생겨나는 것이다. 나는 당신이 감정이 풍부해서 눈물이 많다는 것을 부정하는 것이 아니다. 감정만큼 독소도 눈물에 영향을 미친다는 점을 말하려는 것이다.

어린 시절 휴일 오후 부모님께 혼난 후 펑펑 울다 잠든 경험은 누구나 한 번씩 있을 것이다. 대낮부터 울고 난 다음에 잠에서 깨어난 그때 기분을 당신은 기억하는가? 언제 그랬냐는 듯 하늘은 청명하고 부모님은 인자해 보였다. 눈물의 미학이 아니라 독소 배출의 미학이라고 생각해도 무리는 아니다. 인간은 어떤 상황에서 어떤 방법을 통해서라도 독소를 배출하려고 발버둥을 친다. 인간의 몸은 때로 이처럼 아주 단순하다.

평상시와 다르게 신경이 예민해진다든가 화가 자주 난다든가 걱정이 많아진다든가 하는 것들도 과민증상의 예가 된다. 이런 증상들은 몸의 한쪽이 묵직하게 조여 온다거나 두통이 자주 온다거나 하는 증상과 함께 시작된다. 잠이 잘 안 온다거나 잠을 깊게 못 자는 것들도 과민증상의 예가 될 수 있다. 이러한 과민증상들은 모두 살이 찌게 하는 원인이다. 체중을 불린다는 말이다. 혀에 설태가 낀다거나 숨이 거칠어지기도 하고, 몸에서 냄새가 나거나 얼굴이 누르스름하게 변하고 눈 밑에 다크서클이 생긴다. 여자의 경우 생리가 불규칙해지고 생리 양도 많아진다.

'맙소사, 과민증상 아닌 것이 없네요!'라고 생각할 수도 있다. 정확하게 보았다. 불행하게도 많은 사람은 자기 몸에서 어떤 변화가 있는 줄도 모른 채 몇 년을 흘려보내기도 한다. 이런 불편함은 그리 심각하게 느껴지지 않는 법이라서 대부분 '불편함과의 동거'를 선택하기도 한다. 그러나 무기력증 ➡ 독혈증 ➡ 과민증상이 오랫동안 무시되어 몸에 자리를 잡게 되면 더 지독한 놈이 서서히 몸을 공략하기 시작한다. 결국 4단계로 진입한다는 말이다.

4단계: 염증炎症(통증)

염증이란 독소를 제거해서 몸을 다시 원상태로 회복시키려는 자가 치료의 가장 강력한 증거물이다. 4단계가 발생하면 모르고 지나칠 수가 없다. 가장 뚜렷한 증세가 나타나기 때문이다. 바로 통증이다. 통증은 아무런 이유도 없이 계획도 없이 발생하지 않는다. 통증은 절대로 부주의한 사람에게 내리는 벌이 아니다. 통증에는 반드시 목적이 있다. 나는 이 책에서 '건강과 질병에 대한 새로운 시각'을 소개하겠다고 말한 바 있다. 통증의 진실과 통증이 하는 역할을 이해하는 것이 그 '새로운 시각'에서 가장 중요한 부분이다.

통증은 당신의 친구다. 어떤가? 새로운 시각이 아니던가? 아마 당신은 '통증은 당신의 친구'라는 말을 듣고 기분이 언짢았을 것이다. 그러나 그것은 사실이다. 통증은 누가 뭐라고 해도 당신의 친구다. 전혀 새로운 방식으로 통증에 대한 시각을 갖는 것은 당신의 인생을 '평생 질병 없이 사는 삶'으로 인도해 줄 것이다. 나는 당신에게 통증을 사랑하라고 말하려는 것이 아니다. 나는 당신보다 더 통증을 싫어한다. 그러나 나는 통증이 무엇인지 잘 이해하고 있다.

통증이란 '계속해서 그렇게 살지 마라'는 몸의 명령이다. 당신은 통증을 온전히 이해해야만 그것에서 벗어날 수 있다. 당신이 저녁을 준비하다가 뜨거운 냄비에 한쪽 손이 닿았다고 가정해 보자. 만일 그 한쪽 손에 통증이 느껴지지 않는다면 어떻게 될까? 만일 깨진 유리 조각이 즐비한 운동장을 맨발로 달렸는데도 통증이 전혀 느껴지지 않는다면 어떻게 될까?

통증은 우리 몸을 보호한다. 통증은 다른 쪽 손을 뜨거운 냄비에 대지 않도록 경고음을 내는 것이다. 우리의 건강과 생명을 위험으로부터 구해주는 경고음인 것이다. 그렇다. 통증은 우리 몸의 가장 효과적인 경고음이다. 당신이 더 큰 위험에 처하지 않도록, 더 이상 계속되면 더 큰 일이 일어난다는 경고를 위해 통증이 설계되었다는 말이다. 그러나 우리는 불행하게도 이 상식적인 사실을 교육받고 자라지 못했다. 우리는 불행하게도 통증이 우리의 목숨을 구해주는 메신저라는 사실을 인식하지 못하도록 교육받았다.

통증이 장기적으로 계속된다는 것은 우리 몸이 젖 먹던 힘까지 동원해서 자가 치료를 한다는 증거다. 더 심각하게 발전될지도 모르는 심각한 독성물질들을 제거하기 위해 안간힘을 쓰고 있다는 증거다. 통증은 당신의 한가한 시선을 집중시키는 우리 몸의 지혜롭고 적극적인 수단이다. 당신은 진정으로 당신의 통증에 집중해 본 적이 있는가?

아주 소수의 진실한 사람들이 있다. 그들은 통증이 우리 몸을 원상태로 복구시키려는 독소 청소의 증상이라는 것을 깨닫고 실천하는 사람들이다. 다른 쪽 사람들은 통증이란 건강을 '공격'하는 것이므로 빨리 의사를 찾아가라고 부추긴다. 의사가 처방하는 대량의 약물을 몸속에 퍼부어서 진정시키라고 부추긴다. 그러나 진정한 병리학적 관점으로 들여다보면 통증은 인간에게 주는 경고음이다.

약물은 결단코 문제의 원인을 해결할 수 없다. 약물은 통증을 완화시켜 줄 뿐이다. 도둑이 들어왔는데 시끄럽다고 경고음을 차단하려는 것이 약물이라는 말이다. 현관문을 열고 거실을 털고 안방을 털고 있는데도, 당신은 눈을 비비고 일어나 경고음 스위치를 가위로 싹둑 자른 다음 다시 쿨쿨 잠을 자겠다는 말인가? 더 불행한 것은, 당신이 약물의 도움을 받아서 통증을 완화하고 있는 동안, 당신에게 잘못된 신호를 보내서 인체 내의 독성 수치를 더 높인다는 것이다.

통증과 같은 불편한 질병의 증상들은, 당신이 현명하게 대처하지 않으면 세포들이 '미쳐버릴 수 있다'라는 경고음 그 이상도 이하도 아니다. 염증이 발생한다는 것은, 몸속의 독소가 인체의 특별한 장소나 기관에 지나치게 침투해 있으므로, 사력을 다해서 독소를 제거하고 있다는 사실을 증명한다. 독소 물질이 인체의 어떤 부분을 집중적으로 공략하기 때문에 염증이 발생한다는 말이다. 의학용어로 염증을 아이티스^{tis}라고 부르는데 어느 장소에 발생한 염증을 뜻할 때 접미사로 붙인다.

가령 맹장에 생긴 염증은 맹장염Appendic-itis(정식 의학용어로는 충수돌기염), 간에 생긴 염증은 간염Hepat-itis, 신장에 생긴 염증은 신장염Nephr-itis, 관절에 생긴 염증은 관절염Arthr-itis, 대장에 생긴 염증은 대장염Col-itis, 이런 식이다. 염증은 발생하는 장소에 따라 무한정 확장될 수 있다. 림프절Lymph Node 즉, 림프 주머니에 염증이 생기면 크기가 커지고 부드러워(Tender)지기 때문에 영어를 약간 변형하여 림프선염Lymphaden-itis으로 변형해서 부른다.

림프선이나 림프절이 붓는 현상은 인체의 가장 명확한 경고음으로, 독소가 오랫동안 장기체류하면서 청소하고 있다는 뜻이다. 피부에 과민증상이 생긴 다음 그것이 더 발전하면 피부염Dermat-itis이 생긴다. 습진Eczema 및 건선Psoriasis과 같은 루푸스Lupus 타입의 증상들은 피부에 심각하게 영향을 주는 피부염의 일종이다. 이는 우리 몸이 복구시스템을 가동해서 피부를 통해 독소를 몸 밖으로 배출하려는 노력의 본보기다. 이 시점에서 인체 내의 독소가 적당히 낮아지면 자연히 피부염이 사라진다. 피부염이 발생하고 나서 얼마 후에 사라진 예를 나는 수도 없이 많이 보아왔다.

그러나 불행하게도 어리석은 우리 인간들은 진실을 똑바로 보지 못한다. 오히려 약물을 사용해서 증상을 무마하려고 노력한다. 통증이나 증상이 잠시 잠깐 사라지는 것으로 보이지만 문제의 본질은 사라지지 않는다. 독소를 청소하려는 노력이 약물 때문에 방해를 받는다는 말이다. 숨어 있던 독소가 몸의 다른 기관으로 이동할 때까지 독소의 양이 증가할 뿐 아니라, 위에 언급했던 것처럼 약물의 독소까지 합쳐져서 감당할 수 없게 된다.

4단계는 아주 중요하다. 7단계 중에서 한 가운데 있기 때문이다. 당신은 이 시점에서 건강을 완전히 회복해서 건강한 상태로 돌아갈 것인가, 아니면 질병의 다음 단계로 더 깊이 빠질 것인가를 결정해야 하기 때문이다. 몸의 독소가 더 증가하면 다음 단계로 발전한다.

5단계 : 궤양潰瘍(점막 손상, 진물)

피부나 점막이 헐어서 상처가 난 상태를 궤양이라 부른다. 질병의 5단계는 세포와 조직의 상당한 부분이 아주 오랫동안 독소의 공격을 받아 파괴될 때 발생한다. 조직들이 신경세포를 건드리기 때문에 종종 아주 심하게 고통스럽다. 신체 내부에 발생하는 대표적인 궤양이 위궤양胃潰瘍, Stomach Ulcer이다. 위 점막에 생긴 손상이 번져 근육층까지 헐어버린 상태를 말한다. 이런 종류의 궤양을 경험해 본 사람이라면 이것이 얼마나 고통스러운지 잘 알고 있을 것이다.

몸 밖에 나타나는 궤양의 대표적인 것은 입에 생기는 구내염口內炎, Canker Sore이고, 팔이나 다리에 진물이 흐르는 궤양이 발생하기도 한다. 우리 몸은 궤양을 이용해서 독소를 몸 밖으로 배출하기 위한 시도를 멈추지 않는다. 어느 순간 독소의 수준이 충분히 낮아지면 궤양은 스스로 사라진다. 당신이 몸 스스로 치유하도록 도와주지 않고 약물을 사용하여 오직 증상만을 제거하려고 한다면, 무시무시한 다음 단계가 기다리고 있다.

6단계 : 경화증硬化症(종양)

흉터 및 종양 또한 경화증Sclerosis의 한 형태다. 경화증이란 조직이 딱딱해졌다는 말이다. 궤양과 같은 것들이 있었던 곳에 무언가 다른 조직이 뭉쳐져 있다는 것을 말한다. 그러나 이렇게 어떤 조직이 경화되는 데는 반드시 목적이 있다. 건강한 몸을 위협하는 독성물질들이 주머니 속에 돌돌 말려 들어가서 포장된다는 것은 무엇을 뜻할까?

여기까지 공부한 당신은 어렴풋이 짐작할 수 있을 것이다. 그렇다. 격리다. 독성물질들을 한 곳에 격리시켜 몸속의 다른 장기로 퍼져나가는 것을 방지하기 위한 우리 몸의 안간힘이라는 말이다. 종양의 형태를 보이는 이 주머니는 종종 암으로 잘못 진단되기도 한다. 특히 몸의 다른 장소에 암이 발견되지 않을 경우, 의사들을 오진하게 만드는 주범이기도 하다.

경화증은 우리 몸이 현재 세포의 조정을 받는 마지막 단계라는 점에서, 공포가 아니라 경각심을 가져야 마땅하다. 이 단계에서 당신이 이를 무시하고 몸을 더 학대하는 행위를 한다면? 그렇다. 당신의 세포가 미쳐버리는 상태가 된다. 당신이 아무리 좋은 음식과 환경을 제공한다고 하더라도, 세포들은 삶을 포기하고 미쳐버려서 기생충 같은 삶을 살기로 결심한다는 말이다. 그렇게 오랫동안 경고의 신호음을 보냈는데도 당신이 경고 스위치를 내리고 잠을 쿨쿨 잤으니, 방 안에 있는 보석들과 금고의 돈들과 비싼 골프채들도 미쳐버려서 도둑을 따라 도망가기로 결심한다는 말이다.

계속해서 불건전한 생활을 하고 헛된 음식을 먹고 독성 가득한 약물을 몸에 퍼붓는다면, 마침내 세포들은 본래 타고난 고유의 유전적인 성질을 변형시켜서 난폭해지고 미쳐버리게 된다. 세포가 난폭해지고 미쳐버리는 상태, 이것을 우리는 암이라 부른다.

7단계: 암癌

질병이 진화해서 마지막 단계에 멈춘 것이 바로 암이다. 그러나 암이 발생한 원인이 숨어서 계속된다면 아주 치명적인 상태가 된다. 이 단계에서 신체는 매우 허약해진다. 세포들은 더 이상 뇌의 통제를 받지 않는다. 미쳐버려서 아주 야성적으로 변하고 제멋대로 행동한다.

그러나 당신이 아무리 험악한 환경에 처해있더라도 식이요법으로 치료할 수 있다. 암은 체포될 수 있고 건강은 옛날처럼 회복될 수 있다. 당신이 아주 집중해서 열심히 실천하기만 하면 된다. 이 책의 목적을 '평생 질병 없이 사는 법'이라고 밝힌 바 있다. 그러나 어쩌면 이 '7단계가 발생하지 않게 예방하는 법'이라고 바꾸어 말할 수도 있을 것이다.

그렇다면 7단계까지 몸을 방치해서 암에 걸린 사람들이 일반적으로 생각하는 것과는 정반대로, 당신의 가장 친한 친구이며 새 생명을 주게 될 동지이며 '미쳐버린 세포'로부터 당신을 구해줄 여신은 누구일까? 바로 당신의 '몸'이다. 단 한 치의 의심도 하지 마시라. 당신을 구해줄 여신은 바로 당신의 몸이다. 나는 30여 년 동안 많은 사람들과 상담하면서 몸을 '적군'으로 생각하는 이야기들을 너무도 많이 들어왔다. 자기 몸이 자기와 다르게 행동하고 분리되어 있는 것처럼 얘기하는 사람들이 대부분이다. PBS TV 프로그램에 출연해서 유방암과 싸우는 자신의 이야기를 털어놓는 한 여자의 인터뷰를 들어보시라.

"나는 당장에라도 가슴을 떼어내고 싶다고 생각했어요. 가슴이 적군이라는 생각이 들었어요. 내가 가슴을 떼어내지 않으면 가슴이 나를 곧 죽일 것처럼 생각이 들었어요."

지구상의 어떤 것도 결코 진실을 벗어날 수 없다. 어리석은 우리 인간은 몸을 각기 분리된 기관으로 나누어서 생각한다. 정확히 말하면 그렇게 훈련을 받았다. 그러나 인간의 몸을 그렇게 생각하면 위험해진다. 인간의 모든 기관은 모두 신성하고 중요하며 서로서로 연관성을 가지고 있으며 서로를 보호한다. 물론 어떤 기관이 치료가 필요할 경우 다른 기관은 집중해서 도우려고 노력한다. 가슴 · 신장 · 심장·폐·치아·피부·위장 등은 서로를 기꺼이 돕는다. 다른 기관이 상처를 입으면 자신도 영향을 받기 때문이다. 왜냐하면 그들은 모두 한 형제이기 때문이다.

인체의 어떤 기관도 더 중요하지도 덜 중요하지도 않고 서로 가족처럼 돕는다. 그것은 마치 태양이 모든 곳에 햇빛을 골고루 뿌리는 것과 같은 이치다. 태양은 특별히 선호하는 곳에 집중해서 햇빛을 내리는 법이 없다. 어떤 기관에 문제가 생기면, 뇌는 그곳에 에너지를 급파해서 문제를 바로 잡으려고 시도한다. 그러면 우리 몸의 모든 지혜로운 세포들은 문제가 생긴 그곳을 치유하라는 강력한 메시지를 받아 일제히 활동을 개시한다.

앞부분의 1단계부터 6단계를 통해서 우리 몸은 '불편함'이라는 경고음을 계속 보낸다. 만일 당신이 경고음을 충분히 이해하고 적절한 방법으로 대처하면 경고음은 즉시 멈추고 불편함도 사라진다. 만일 당신이 경고음을 잘 이해하지 못하고 그동안 해왔던 부적절한 개인행동을 하면 당신의 몸은 다음 단계로 진화한다. 통증이 계속되고 몸은 더 긴장하게 된다. 이와 같은 메커니즘은 눈이 깜빡거리거나 피가 저절로 흐르는 것처럼 자동으로 작동한다. 이러한 경고음은 위대한 우리 몸이 스스로 방어하기 위한 아름다운 본보기에 불과하다. 우리 몸은 당신에게 변화하지 않으면 상태가 더 악화한다는 경고음을 보내고 있다는 말이다.

당신은 어느 날 운전 중에 갑자기, 차량 내부의 계기판에 빨간 경고등이 껌벅거리는 황당한 경험을 해본 적이 있을 것이다. 당신은 계기판의 이상 신호를 본 후 어떻게 대처하는가? 그 이상 신호가 금방 사라질 것이라고 희망하며 무시하는가? 아니면 차를 정비소로 가져가서 문제가 무엇인지 정비사에게 물어보는가? 자동차를 만드는 회사는 자동차 사고를 미리 방지하기 위해서 자동차에 경고시스템을 만들어 놓는다. 당연하다.

만일 당신이 신(자연)을 믿는다면, 신이 너무 바쁜 나머지 우리 인간에게 경고시스템을 장착하는 것을 깜빡 잊었을 가능성이 있을까? 절대, 절대 그런 일은 있을 수가 없다. 현명하고도 지혜로운 조물주는 절대로 경고시스템과 같은 보안장치를 잊을 리가 없다.

절대로 잊지 마시라. 당신이 지금 건강하다면 그것이 자연스러운 상태다. 우리 몸은 항상 건강한 상태로 살다가 죽도록 설계되어 있다. 건강한 상태는 당연히 누려야 할 인간의 권리다. '특별하게 이상한 상태'가 질병이라는 말이다. 만일 건강에 문제가 생겨서 경고음이 울린다면 그것은, 건강을 계속 유지하기 위한 최고의 환경을 당신이 마련하지 못했다는 뜻이다. 몸속에 독소가 필요 이상으로 쌓여가고 있다는 뜻이다. 당신이 여기에서 불건전한 생활 습관을 버리게 되면 질병은 더 이상 발붙이지 못할 것이다.

경고음은 멈추고 통증도 사라질 것이다. 원래의 건강한 상태로 다시 회복된다는 말이다. 그러나 당신이 경고음을 무시해서 약물을 몸속에 투여한다면, 그렇지 않아도 가득한 독소들과 협력하여 당신을 공격할 것이다. 계속해서 심각한 질병이 발생하게 되는 그 마지막에 '세포가 미쳐버리는 현상', 즉 암이 기다리고 있다는 말이다.

   ***이 책의 부록 2 '질병 진행의 7단계'는 미국 출판사의 허락을 얻어, 하비 다이아몬드의 〈나는 질병없이 살기로 했다〉Fit For Life: A New Beginning 7장에 게재된 '질병 진행의 7단계'를 편집 수정하여 실었음을 밝힙니다.

끝내는 말

무지개를 보려거든
먼저 비를 맞아라

저는 제 주장을 모든 인류에게 적용되는 정답이라고 말하지 않겠습니다. 그러나 저는, 살을 빼고 질병을 치유하는 모든 물질은 살아 있는 과일과 채소에 모두 존재한다는 사실은 양보할 수 없습니다. 호모 사피엔스에게 필요한 모든 것, 즉 모든 비타민과 미네랄, 단백질을 구성하는 모든 아미노산, 에너지로 가장 쉽게 이용할 수 있는 탄수화물과 당분, 신체가 스스로 만들 필요가 없는 모든 소화 효소, 항산화제 및 기타 화합물은 모두 살아있는 음식에 자연적으로 존재합니다. 살아있는 음식은 모두 수분 함량이 높으며 약알칼리성이며 환경친화적입니다.

저는 이 접근법이 지난 30년 이상 수십만 명의 사람들을 통해, 의심할 여지 없이 효과적이라는 증거들을 지켜봐 왔습니다. 1주, 2주의 실험을 거쳐서 1년, 2년 넘게 실천한 사람 중에서 다시 살이 찐 사람을 단 1명도 보지 못했다는 점을 강조합니다. 이 책을 거의 다 읽은 당신도 그 대열에 합류할 수 있다는 사실을 조금도 의심하지 않습니다. 지금의 당신은 당신이 생각한 것의 결과입니다. 당신이 '골고루 먹어야 건강하다'라는 등의 통념을 버리고, 죽은 음식 대신 산 음식을 먹기로 결심하셨다면 이제부터 시작입니다.

타이거 우즈가 골프공을 페어웨이 한가운데 300야드 떨어진 곳에 맞힐 수 있다는 사실은 의심의 여지가 없습니다. 배리 본즈가 야구장을 벗어나는 홈런을 때릴 수 있다는 사실도 의심의 여지가 없습니다. 그러나 그들이 매번 그렇게 성공할 수는 없습니다. 타이거 우즈도 배리 본즈도 그렇게 할 수 있는 신체적 능력을 분명히 가지고 있지만 매번 성공하지는 못했습니다. 저는 운동선수가 자신의 체력을 칭찬하는 말을 들어본 적이 거의 없습니다. 그들은 항상 정신력에 대해서만 언급합니다. 저는 공을 치는 것이든 체중을 감량하는 것이든, 모두 정신적인 태도에서 영향받는다고 믿는 1인입니다.

그러나 생각이 인생이 되지 않고 행동이 인생이 되는 법입니다. 포도를 원한다면 포도씨를 심어야 한다는 뜻입니다. 엉겅퀴를 심으면 포도는 없고 포도보다 맛이 없는 엉겅퀴만 남을 것입니다. 당신이 결핍(공장음식과 육식을 포기하는 것)을 감내하는 것을 배운 것은, 훗날 엄청난 이득으로 증명될 것입니다. 아프리카 말라위 속담에 '무지개를 보려거든 먼저 비를 맞아라'(If you want the rainbow, you gotta put up with the rain)라는 말이 있습니다. 화면에서 보는 무지개와 들판에 서서 직접 바라보는 무지개는 느낌이 완전히 다릅니다. 당신의 몸이 변하는 모습을 직접 확인하십시오. 또한 아랍의 격언에는 인류를 세 부류로 구분합니다. '움직일 수 없는 사람과 움직일 수 있는 사람, 그리고 움직이는 사람'이 그것입니다. 당신은 지금 첫발을 움직이기만 하면 됩니다.

번역자의 말

스승의 은혜는
과연 하늘 같은가?

아주 오래전 대학 4년 때 강남 8학군으로 교생실습을 나갔다. 그 당시 고등학생에게 좌파 사상을 교육 시킬 수도 있다는 교육 당국의 지시에 따라, 남자 대학생들은 모두 중학교에 배정을 받았다. 새로 산 어색한 양복을 입고 교실에 들어가 국어를 가르쳤는데, 담임선생님의 부탁으로 아이들에게 수필을 쓰게 하고 채점하는 일도 했다.

나는 학생들에게 '사람들은 왜 서로 싸우나?'라는 제목으로 짧은 수필(국어 성적에 포함되는)을 쓰게 해서 다음 시간까지 가져오게 했다. 학생들의 글을 받아서 채점하다가 나는 순간 멈칫했다. 글들의 결론이 똑같았기 때문이다. 나는 친구 또는 부모님과 무엇 때문에 싸웠다 ➡ 약간 반항했다 ➡ 나중에 생각해 보니 내 잘못이었다 ➡ 결국 친구 또는 부모님에게 잘못했다고 사과했다 ➡ 내 친구와 부모님은 아주 훌륭한 사람들이다. 대부분 같은 스토리였다.

나는 학생들에게 말했다. "여러분의 친구나 부모님이 모두 훌륭한 분일 수도 있다. 그렇지만 어떻게 결론이 똑같을까? 가령, 어쩔 수 없이 친구나 부모님께 잘못했다고는 말했지만, 사실 그 사람들이 문제가 있을 수도 있고 여러분에게 문제가 있을 수도 있다. 세상에 정답은 없다고 생각한다. 따라서 여러분의 진심을 담아 글로 썼으면 좋겠다. 가령 '난 잘못이 없다'라고 말할 수도 있지 않을까? 채점하는 나(교생)의 눈치를 보지 말고 솔직하게 써서 다음 시간까지 다시 써 오시도록…"

다음 시간에 가져온 글들을 채점하면서 나는 또 한 번 놀랐다. 나는 친구 또는 부모님과 무엇 때문에 싸웠다 ➡ 약간 반항했다 ➡ 나중에 생각해 보니 그들이 문제였다 ➡ 나는 사과하지 않았다 ➡ 나는 잘못이 없고 아직도 그들이 밉다. 대부분 같은 스토리였다. 모두가 내 채점에 온 신경을 기울여 글을 쓴 것이다.

갑자기 중학생 때 수학 시간이 떠올랐다. 수업 시간에 무언가 이해가 안 가게 말씀하시는 선생님께 '그것이 아니라 저것일 수도 있지 않나요?'라고 질문했는데, 수업이 끝나고 선생님은 교무실로 나를 불러 작은 몽둥이로 손바닥을 여러 번 내려쳤던 기억이 있다. '수학 좀 한다고 건방지다'라는 의도로 나는 받아들였다. 그 후로 나는 더 이상 공식을 달달 외워야 하는 수학을 좋아해 본 적이 없다. 수학은 단순한 계산이 아니라 일종의 철학이고 사람마다 생각이 다른 것인데,

왜 정답을 강요하는 것일까?

우여곡절 끝에 나는 교생실습을 마치기 전 청계천 8가 헌책방(지금은 없어진)에 가서 노란 표지의 삼중당 문고 시리즈 책 50여 권(서로 다른 제목의)을 사서, 각 학생에게 맞는 책을 고른 다음, 마지막 페이지에 이름과 '바라는 글'을 서로 다르게 쓰고, 꽃무늬 표지로 싼 다음(꼬박 1주일 걸렸다) 마지막 날 이름을 부르고 하나씩 책을 나누어 주었다. 짧은 선물 수여식(?)이 끝나자 갑자기 반장이 나오더니 하는 말, 얘들아, 선생님을 위해 노래를 부르자. "스승의 은혜는 하늘 같아서 우러러볼수록 높아 만지네~" 나는 울컥하는 마음에 학생들을 똑바로 보지 못하고, 영화 〈대부〉에 나오는 알 파치노Al Pacino처럼 등을 돌리는 슬픈 장면을 연출하고야 말았다.

한 달 동안의 교생실습이 끝나고 내가 맡은 그 반의 담임선생님이 나를 부르셨다. 살집이 넉넉하고 욕심이 많아 보이는(?) 40~50대 여선생님이셨다. 교사에 소질이 있으시니 꼭 선생님이 되시라, 교사가 월급은 적지만 강남 8학군으로 오면 선생 월급의 3~4배 소득은 올릴 수도 있으니 나쁘지 않다… 이건 또 무슨 하늘 같은 스승의 날벼락 같은 말씀이신가? 나는 결국 선생님이 되지 않았다.

이 책을 번역하면서 나는 그때 일을 또다시 떠올렸다. 아이들은 왜 똑같은 글을 썼던 것일까? 점수는 왜 그들의 사고를 획일화시켰던 것일까? 왜 돈을 탐하는 스승의 은혜도 하늘 같아야만 하는 것일까? 우리는 왜 하얀 가운의 획일화된 전문가들 말을 정답인 듯 맹종하는 것일까? 왜 우리는 '자연의 법칙'에 대해 한 번도 생각해 보지 않는 것일까?

　SNS와 유튜브를 통해 엄청난 지식이 쏟아져 나오는 시대가 되었다. 지식이 많아졌는데 사람들은 더 혼란스러워졌다. 법률 위에 헌법이 있지만 헌법 위에 진실(자연의 법칙)이 있는 법이다. 세세한 법률에 집착하면 해결책은 보이지 않는다. 헌법 또한 사람의 입장에 따라 다르게 해석될 수 있다. 법률과 헌법은 시대에 따라 수정될 수도 있다. 그러나 그 위에 진실이 있다. 진실, 그러니까 자연의 법칙은 모든 인간에게 시대와 상관없이 공평하게 적용되는 법칙이다. '산 음식과 죽은 음식'에 대한 저자 하비 다이아몬드 박사의 통찰에 다시 한번 존경심을 느끼지 않을 수 없다.

　나 또한 어린 시절엔 학교의 정답(성적)에 끌려다녔고, 한때는 세상의 정답(돈)에 끌려다녔음을 솔직히 고백한다. 지금도 또한 세상의 방식에서 자유롭지 못한 것도 사실이다. 그러나 이 책의 저자 하비 다이아몬드 박사의 말대로 '핵심은 속도가 아니라 방향'이다. 때론 바람에 몸을 낮추기도 하지만(육류와 가공식품을 먹기도 하지만) 자연의 법칙인 '산 음식'이라는 방향은 포기하지 말기로 하자. 80kg대의 육중한 몸에 각종 알레르기로 죽을 만큼 고생하다가, 그의 방향(진실)을 따라 살면서 질병과 비만(60kg대로)을 완전히 몰아낸 나 또한, 자연의 법칙에 대한 증거로서 충분하지 않은가 말이다.

― 사이몬북스 대표 강신원